日本における栄養社会史

栄養は人を育て国を造る、国が育てば持続可能な世界は造られる

編著者
原　正俊
元厚生労働省栄養指導官（初代）
公益社団法人日本栄養士会参与

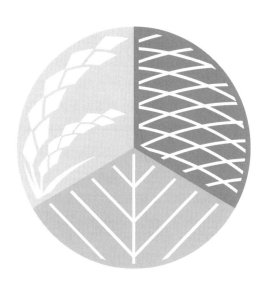

JMP 日本医療企画

はじめに

　私は、1935（昭和10）年に信州南部の飯田市近郊に生まれ、太平洋戦争（第2次世界大戦）で敗戦の悲惨さを体験した。生活はほどほどだったが、わが家の西方面の中央アルプスの裾野は日本軍赤トンボの飛行機練習場（竹下登首相青年時代「伊那」所属）、東方面の南アルプス上空では南方より東京に向けてのピカピカの巨大な米軍機B29の編隊を目撃した。1945（昭和20）年8月6日広島、9日長崎への米軍による原子爆弾被爆後、8月15日に日本は降伏し、史上初の敗戦国となった。

　1951（昭和26）年、私は新制6期生として長野県立飯田高校に進学した。旧制男子猛者進学校の名残りから、油でテカテカの白線2本の破帽・高下駄・腰に長手ぬぐいスタイルが多かったが、女子学生が1割（40名）ほどいた。

　戦後6年目の1951（昭和26）年9月8日、サンフランシスコ講和条約が締結され、日本もGHQ（連合国最高司令官総司令部）統治から解放されて独立国となった。

　高校進学の3年後、私は進路最終決定の時期を迎え、将来のライフワークとして一番重要と考えて「健康の道」を選んだ（仲間には「大丈夫か」と心配されたが……）。戦中戦後に苦悩を体験し、親からは「健康」が幸福の源と教えられ、"自分のしたいことも、人のためにもなれる"ということを結論に、健康といえば「栄養第一」と考えた。

　そこで、情報の少ない当時いろいろ調べたが、栄養専門の大学・学校は10数校しかなかった。将来、必ず新しい夢が開けることを信じて探し当てたのは、東京にある全寮制で世界最古の「佐伯栄養専門学校」だった。佐伯栄養専門学校の創立者は、"病人をつくらない医師"を志し、海外留学の後、私立の栄養研究所を創設、後に国立栄養研究所の初代所長に就任した佐伯 矩医学博士であった。学校は東京・大森の佐伯山にあり、博士は男子寮隣に住まわれ学究生活を送られていた。全国から優秀な女子学生も多く進学していた。

　現在、当地は大田区の緑地公園となり、高台には佐伯博士が羽田越しに若き頃の勉学航路太平洋を臨む、威厳ある胸像が立つ。校舎はJR蒲田駅隣、大田区役所隣接地の9階建校舎に移り、現在もその伝統を守っている。私が入学した頃、博士は健在で、5尺（約150cm）の身に袴姿での講義は格調高く、身動きひとつできなかった。

　敗戦12年後の日本は、復興に伴う多子化、公害等が発生し、新たな卒後専門教育（1年制内地留学制度）として国立公衆衛生院に看護・栄養・衛生教育学科の3科が新設された。私は佐伯栄養専門学校を卒業後、こちらに入学することができ、修了後は国家公務員として採用されて定年まで奉職できたことを最大のよろこびとしている。

　国立医療機関の現場の第一線から、厚労省出先機関である国立病院療養所中間管理機構を経て、厚生労働省栄養部門の頂点までを体験できたことは、何事にも変え難いものである。公務員の定員削減等に伴う1人勤務の時期も長かったが、無病であり、良き上司・仲間らに恵まれて定年最後まで務めを果たすことができたことをよろこびとし、感謝してい

る。関東医務局では、野球部最強チームの監督体験が人事管理面で大変役に立った。

　2021（令和3）年12月、わが国で「東京栄養サミット」が開催され、人生100年時代の夢が世界に向けて花開いた。国や行政機関、特に栄養専門技官らの一糸乱れぬ活動は、わが国栄養界の誇りであり、財産であり、さらなる将来を夢見るものである。

　私が行ってきた栄養行政は、敗戦後の貧しい時代の亡国病「結核」（肺病）から始まり、やがて「成人病」なる言葉が流行し、子どもたちにまで使用される不適切さも議論されたが、1996（平成8）年、大谷藤郎厚労省公衆衛生審議会長、日野原重明委員らによって「生活習慣病＊」と統一され、今日では幅広く使用され長寿社会の象徴語となっている。

　厚生労働省を定年退職後、職能団体の役員や大学等栄養専門校の教育責任者を務めている時、私より2歳年上であられる平成天皇は、生存退位の意志表示をされ感動した。「間違い」という言葉を自ら使われ、責任ある立場での責任を汲み取ったからである。平成時代は多くの大災害にも遭遇されたが、省庁再遍や行政機構改革を理解され、栄養関係についても平成初年度には「栄養指導官」の新設、平成末期には「営養」の文字を文部科学省が佐伯矩の建言によって「栄養」に変更して100年という記念すべき年が刻まれた。

　私は以前から、「東京栄養サミット2021」を契機として、歴史に残る栄養史について事実と関係者を含めた社会史としてまとめたいと思っていた。幸いにして、佐伯栄養専門学校の山﨑大治校長、日本医療企画の林諄社長に協力をいただき、コロナ禍のお心遣いに厚くお礼申し上げる。

　なお、2001（平成13）年に省庁再編があり、本書内容に関係の深い省庁名として「厚生労働省」「文部科学省」が使用されているが、「厚生省」「文部省」ともに旧名である。また、登場する人物の肩書等は当時のものもあることと理解されたい。

2022年8月

原　正俊

＊生活習慣病：〔新修広辞典説明〕食生活や喫煙・飲酒・運動などの習慣によって発症と進行が影響される病気の総称、成人病の改称。

第1章 「東京栄養サミット2021」の開催と そこに至るまでの栄養行政
──「栄養指導官」の誕生

第2章 「人間の栄養」の歴史と研究・普及・ 推進に貢献した功労者たち
──脚気改善、栄養士の誕生から、食育基本法の制定まで

本書の大筋

　わが国の美称は「瑞穂の国」である。地球上のアジア圏で、美味しい米の栽培に適した気象条件に恵まれている。明治時代、生活が豊かになり「白米」が食べられるようになり「脚気」の発症があった。日本海軍のことであるが、海軍志願少年兵が、それまで食べたことのない「白米」を多く食べるようになった結果である。美食によって医療費上昇、戦力低下となったことは理不尽であるが、人体は正直である。

　これを課題として取り組んだのが海軍軍医総監（イギリス医学）の高木兼寛で、原因として栄養（食物）説を唱えた。それに対して、同じ患者を有する陸軍軍医総監（ドイツ医学）の森林太郎（作家名・鷗外）は、細菌説を唱え大論争となったが、他者の実験結果により栄養説（ビタミンB_1欠乏症）が正しいことが証明された。

　時は大正時代となり、病人をつくらないことを目指して医師を志した佐伯 矩は、薬剤師や看護職手で栄養業務を成し得るかを検討したが、専門教育を経た資格所有者が適切であると考え、私立の栄養専門職養成校を創設し、昭和初期に養成に成功して今日に至る。栄養専門職がいて、今日の社会がある。"専門知識や研究成果は国民に活かせ"——その発想は「佐伯魂」であり、私も佐伯 矩の晩年に厳しい教育を授かり、国家公務員として最後まで著名な指導者や仲間らの支えを受け、人・物・金・時間との闘いをしてきたが、高齢となり思いを深めるようになったことは、人間の力の無限なることである。地球上で争いは絶えないが、「栄養サミット」友好国こそは世界平和のシンボルとしたい。

　なお、本書では1945（昭和20）年から今日までの資格・業務の変遷一切を隈なく資料としており、長年の唯一の貴重な資料の集積であると思っている。

「東京栄養サミット2021」の開催と
そこに至るまでの栄養行政

——「栄養指導官」の誕生

「東京栄養サミット2021」の開催

　世界の栄養事情の改善策などを話し合う「東京栄養サミット2021」が、2021（令和3）年12月7、8日、東京・丸の内のパレスホテルで開催された。

　これまでに2回（第1回〔2012年〕イギリス・ロンドン／第2回〔2016年〕ブラジル・リオデジャネイロ）開催され、今回が3回目となる。日本政府主催で、持続可能な社会の実現（SDGs：Sustainable Development Goals）のために"誰一人取り残さない栄養政策"を標題とした日本の開催決意であった。

　各国政府、関係機関、企業、市民団体などが、世界の人々の栄養改善について議論し課題を共有するとともに、それぞれが実践する内容を「誓約」として発表した意義は大きい。

　なお、本サミット用に制作された動画「誰一人取り残さない日本の栄養政策〜持続可能な社会の実現のために〜」で私は、戦後日本の栄養政策の立案・展開に尽力した元厚生省職員として出演し、日本の栄養政策のあゆみについて発信した。

1〉日程

第1日：12月7日夜　ハイレベルセッション

　岸田文雄首相は外務・厚労・農水大臣を従えて出席し、30か国の首脳を前に演説。

　　ア．2030年までに世界の飢餓を終らせるとして、"今後3年間で3,000億円（28億ドル以上）を支援する"と言明。

　　イ．資金援助に限らず、日本の経験に基づく知見を共有すること、ユニバーサル・ヘルス・ガバレッジの達成等に貢献することをコミットメントとして発表。

　　ウ．加えて「栄養の力で人々を健康に、幸せにする」との日本栄養士会・中村丁次会長の言葉を紹介。

　　エ．「日本は、この思いを世界に広げます」と言明。

第2日：12月8日午前10時　厚労省・清野富久江栄養指導室長の司会進行による式典

　参議院議長・山東昭子氏が出席。関係機関の代表者らを前に、栄養改善業務関係者らをねぎらい、サミットの発展協力への決意を示した。また、国内関係機関発表や外国からのオンライン参加もあった。

2〉外務省発表

　2日間のサミットで、少なくとも66か国、20社の企業を含む156のステークホルダーから331のコミットメントが発表され、栄養関連で合計270億ドル（日本円で約3兆600億円）以上の資金の拠出が表明された。

　さらに、この2日間で発表、議論された成果をとりまとめた「東京栄養宣言（グローバル

な成長のための栄養に関する東京コンパクト）」が発出された。「東京栄養宣言」では次の5項目について取り組むべき栄養の方向性が示され、日本において栄養の分野の実践的なリーダーである管理栄養士・栄養士もこの方向性に沿って行動することが求められている。

「東京栄養宣言」（5項目）

1. 健康：栄養のユニバーサル・ヘルス・ガバレッジ（UHC）への統合

2. 食：健康的な食事の推進と持続可能な食料システムの構築

3. 強靱性：脆弱な状況や紛争下における栄養不良に対する効果的な取組

4. 説明責任：データに基づく説明責任の促進

5. 財政：栄養の財政への新たな投資の動員

---

③ 日本栄養士会によるラオス支援発表

　日本栄養士会主催の公式サイドイベント「ニッポンの栄養100年を、世界へ　世界の栄養課題の撲滅に向けて、いま、日本栄養士会が果たすこと」では、コミットメントが紹介された。

中村丁次会長の決意表明

　正式に依頼があった東南アジアのラオス人民民主共和国に、2030年までに、

1. 自立した学校給食制度の創設

2. 教育機関における栄養士養成と卒業生（栄養士）就業の基礎作りを支援

　ラオスにおいても、食と栄養の専門家である栄養士が職業人として働き、ラオス国民の健康を支援できるようになるまで日本栄養士会は支援する。

〈参考〉　**日本栄養士会　栄養士憲章**　　　　　　　　　　　　　制定　1982（昭和57）年6月17日
　私たち栄養士は、国民の健康と福祉向上の見地から、職業の重要性と社会的使命を強く自覚し、ここに栄養士憲章を制定して栄養士の規範とし、その実現を期するものである。
〔専門性の自覚〕
1. 栄養士は、国民の栄養改善・健康づくりの指導者として誇りと責任を持って社会に貢献する。
〔業務の原則〕
1. 栄養士は、常に人の立場を尊重して誠実に業務を遂行する。
〔生涯学習〕
1. 栄養士は、社会の信頼にこたえるため常に人格の形成と知識及び技術の向上に努める。
〔融和と連繋〕
1. 栄養士は、常に栄養改善事業・健康づくり事業の充実のため、社会との融和と連繋に努める。
〔栄養士会〕
栄養士は、日本栄養士会に属し、栄養士会員としての自覚のもとに社会的責務を全うする。

---

4 〉「東京栄養サミット2021」の文献紹介

（いずれも「東京栄養サミット2021」配布資料より抜粋引用）

◆厚生労働省パンフレット

『誰一人取り残さない日本の栄養政策　〜持続可能な社会の実現のために』

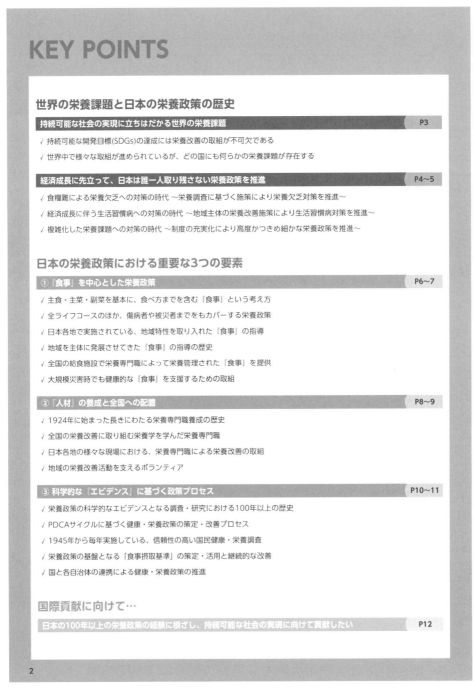

図1　KEY POINTS

『人材』の養成と全国への配置

■ 1924年に始まった長きにわたる栄養専門職養成の歴史

日本では、栄養欠乏解消に向けて、食事指導や給食管理のための人材を養成するため、1924年に佐伯矩博士が「栄養学校」を設立し、栄養士の養成が始まった。その後、1947年に制定された「栄養士法」によって栄養士の養成が法制化された。

経済成長期には生活習慣病対策のために、より高度な栄養管理が必要となり、1962年の栄養士法の一部改正により「管理栄養士制度」を創設、管理栄養士の養成が始まった。当時は、管理栄養士の具体的な業務が必ずしも明確に定義されていなかったが、2000年の栄養士法の一部改正により、栄養士法に明文化された。それにより、管理栄養士は傷病者や高齢者をはじめとする複雑な栄養課題を抱える対象者の栄養管理を行う人材として、その役割が明確化された。

このように、**日本は時代の変化に応じた栄養専門職の役割を見いだすことにより、約100年にわたり栄養専門職を養成し、全国に配置してきた。**

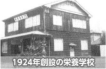

1924年創設の栄養学校

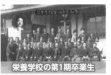

栄養学校の第1期卒業生

■ 全国の栄養改善に取り組む栄養学を学んだ栄養専門職

管理栄養士・栄養士は、栄養指導や給食経営管理に必要な知識や技術を有した人材であり、栄養士法に規定された免許資格職である。このうち、管理栄養士は、より高度な専門的知識・技術を有する人材に与えられる免許資格職であり、栄養士免許の取得に加えて、国家試験の合格が必須である。

種別	管理栄養士	栄養士
	厚生労働大臣により免許付与	**都道府県知事**により免許付与
配置義務	**特別な栄養指導・給食管理が必要な施設** ・高度な医療を提供する病院 ・医学的な栄養管理を必要とする給食施設 等	栄養指導・給食管理が必要な**一般の施設** ・病院　　・児童福祉施設　　・事業所 ・学校　　・老人福祉施設　　・更生施設 等
免許要件	養成施設での規程単位の修得	
	管理栄養士国家試験への合格 (試験科目: 臨床栄養学、公衆栄養学 等)	

管理栄養士・栄養士の免許交付数　累計の管理栄養士免許交付数は約23万件(2018年)、栄養士免許交付数は約107万件(2017年)であり、これらの多くの栄養専門職が日本全国で栄養改善の取組を実施している。

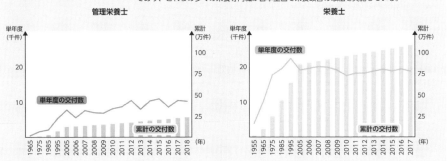

図2　「人材」の養成と全国への配置

11

日本の栄養政策における重要な要素③
科学的な『エビデンス』に基づく政策プロ

■ 栄養政策の科学的なエビデンスとなる調査・研究における100年以上の歴史

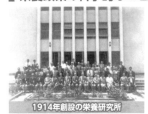

1914年創設の栄養研究所

日本の栄養に係る調査・研究の歴史は1800年代後半の脚気対策に始まる。当時、白米中心の食生活がビタミンB_1欠乏を引き起こし、脚気による死亡者が多数見られたが、欧米に脚気患者が見られないことから、白米中心の食事を改めることで脚気を予防した。

上記事例をはじめとする様々な栄養学研究の進展を背景に、佐伯矩博士によって世界初の栄養学研究機関となる栄養研究所が1914年に設立され、その後1920年には国立栄養研究所（現：国立健康・栄養研究所）となった。栄養研究所では、戦前から主要な食品の成分分析やデータの整備、栄養素等摂取量の基準の策定等に寄与した。このほか、大学等の研究機関による調査・研究によって、日本は100年以上にわたり栄養政策・栄養学研究の基礎となる科学的なデータを蓄積している。

> **参考：栄養学の研究における学術団体の活動**
> 日本では、様々な学術団体による研究成果の普及や情報提供等の活動が行われており、栄養学研究の発展に大きく貢献している。これらの活動においても70年以上の歴史を持つ。

■ PDCAサイクルに基づく健康・栄養政策の策定・改善プロセス

日本では健康・栄養政策を効率的・効果的に推進するために、PDCAサイクルの考え方を取り入れている。すなわち、各種調査や研究により明確化した健康・栄養課題の解決に向け、政策を計画(P)、実施(D)、評価(C)、改善(A)することで政策を発展させている。

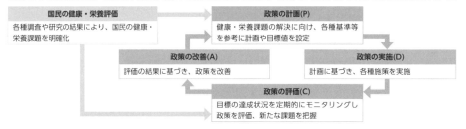

■ 1945年から毎年実施している、信頼性の高い国民健康・栄養調査

日本では国民の健康・栄養状態を把握することを目的に、健康増進法に基づき「国民健康・栄養調査」を毎年実施している。

1945年実施の栄養調査を起源とし、開始当初は、国際機関等からの食料支援のために必要な基礎資料を得ることを目的に実施していたが、その後、時勢に合わせて内容の見直しを図り、健康増進や生活習慣病対策に資する基礎資料を得るための調査へと発展した。

国が実施する栄養調査で、70年以上にもわたって毎年実施しているものは世界にも例がない。

エネルギー産生栄養素の構成割合の推移
開始時より栄養専門職を実施者として長年にわたり蓄積された信頼性の高いデータは、栄養政策の立案・改善や栄養学研究における重要な科学的根拠となっている。

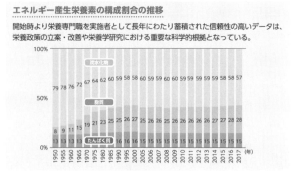

10

図3　科学的な「エビデンス」に基づく政策プロセス

◆農林水産省パンフレット

『日本の食育　国民の心身の健康の増進と豊かな人間形成を目指す国民運動』

日本の食育推進施策

　　日本が世界有数の長寿国になった背景には様々な要因がありますが、ごはん（主食）を中心に、多様な副食（主菜、副菜）等を組み合わせた栄養バランスに優れた食生活、時々の課題に応じた栄養改善の取組※等、「食」に関わることが大きく貢献しています。近年、社会経済情勢がめまぐるしく変化し、日々忙しい生活を送る中で、人々は、毎日の「食」の大切さを忘れがちです。栄養バランスの偏った食事や不規則な食事の増加、肥満や生活習慣病の増加、過度の痩身志向、「食」の安全上の問題の発生、「食」の海外への依存、伝統ある食文化の喪失等、様々な課題があります。

　　これらに対する抜本的な対策として、国民運動として食育を強力に推進するため、2005年6月に食育基本法が制定され、関係各府省庁は、都道府県、市町村、関係機関、団体等多様な関係者とともに食育を推進しています。

※日本の栄養政策の歴史
　　日本は経済成長に先立ち栄養政策を始動・展開してきました。各時代の課題に合わせて発展させ、それと同じくして経済成長を実現し、世界一の長寿国となりました。栄養施策のプロセスとして日本が重要視してきたのは以下の3つです。
①「食事」を中心とした栄養政策　②管理栄養士・栄養士の「人材」の養成と全国への配置
③科学的な「エビデンス」に基づく政策プロセス

詳しくはこちら：厚生労働省「誰一人取り残さない　日本の栄養政策
　　〜持続可能な社会の実現のために〜」

図4　日本の食育推進施策

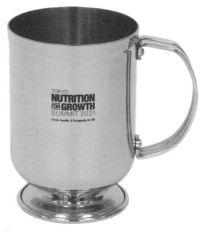

「東京栄養サミット2021」開催の記念品として厚労省から贈られたマグカップ

参考資料1

厚生労働行政の動向の中での「栄養サミット」の位置付け

　厚生労働行政の動向解説(厚労省出身者〔私を含む〕による日比谷会の会報)「一億総活躍社会、人づくり革命、そして社会保障・働き方改革へ」では、今までの政権を引き継ぎ、現政権の政策を樹立していることが示されている。

　具体的には、

　1．現政権設立当初の社会保障政策(平成25〜26年)

　2．1億総活躍社会と働き方改革(平成27〜29年)

　3．社会保障・働き方改革(平成30年以降)

があり、「3．社会保障・働き方改革」の②として健康寿命延伸プランがある。2040(令和22)年までに健康寿命を男女とも3年以上延伸し75歳以上とすることを目指して、以下の3つの施策を進めるとしている。

　(1)次世代を含めたすべての人の健やかな生活習慣形成(「東京栄養サミット2021」を契機とした食環境づくり)や、スマート・ライフ・プロジェクトの横展開に向けた検討等

〈注〉サミットについては、産学官連携プロジェクト本部の設置、食塩摂取量の減少(8g以下)を挙げている。

　(2)疾病予防・重症化予防(保険者努力支援制度の見直し、医学的管理と運動プログラム等の一体的実施の方策の検討等)

　(3)介護予防・フレイル対策、認知症予防(「通いの場」のさらなる普及、高齢者の保健事業と介護予防の一体的実施等)

　なお、75歳以上のフレイル健診の充実については、2022(令和4)年度から、これまで特定健診(メタボ健診)と同じ内容だった健診質問票に、以下を加えて15項目とすることを、2019(令和元)年10月末に発表した。

　ア．お茶や汁物でむせることがあるか

　イ．今日が何月何日かわからない時があるか

　ウ．週に1回以上は外出しているか　等

「栄養指導官」新設に伴う小泉純一郎厚相イベント

　1989（平成元）年度予算によって、わが国の第2次国民健康づくり"アクティブ80ヘルスプラン"（表1）推進強化のために、厚生省健康局に「栄養指導官」ポストが新設（専門官振替）され、1989（平成元）年5月29日付（5月28日、平成元年度国家予算成立）で辞令交付された。

　それに伴うイベント（以下、I〜V）を企画・実行し、新たな時代を開いた。

I．小泉純一郎厚厚相私的懇談会

　第1回1989（平成元）年版（表2）、第2回1997（平成9）年版（表3）

II．懇談会終了後の食育夕食会（第1回のみ実施）　企画・総合指導：栄養指導官

　ア．各氏の性・年齢・体位・中労作として、食事摂取基準量を求めメニュー作成

　イ．食形態：和食・一汁三菜

　ウ．メニューご案内刷物（食のしおりを膳添、図1参照）

　　メニュー内容、栄養量、食材30食品以上（出身地特産食材を必ず1品以上含む）

　エ．調製・配下膳等

　　厚労省庁舎内レストラン、シダックス

　オ．食後懇談（懇談会内容・栄養行政・食育等）

表1　アクティブ80ヘルスプラン（第2次国民健康づくり対策）の施策一覧

		健　　　康　　　増　　　進			疾病予防
	栄　　養	運　　動	休　養　等	
事業の推進	・栄養改善事業（市町村の栄養指導等） ・食生活改善推進員地区組織活動 ・調理師生涯健康教育事業	・運動普及推進員地区組織活動 ・健康運動習慣普及推進事業	・心の健康づくり推進事業	・健康診査 ・健康指導〔老人 妊産婦 小児 家庭婦人〕 ・歯科保健
	・健　康　文　化　都　市　推　進　事　業 （計　画　策　定・健康ライフ形成促進事業）			
啓発普及	・栄養所要量の策定・普及 ・加工食品の栄養成分表示の普及 ・健康づくりのための食生活指針の策定・普及 ・外食料理栄養成分表示普及推進事業	・運動所要量の策定・普及 ・健康づくりのための運動指針策定・普及	・休養指針の策定・普及	・喫煙問題啓発普及
	・全　国　健　康　福　祉　祭　の　実　施 ・健　康　体　力　づ　く　り　事　業　財　団　の　啓　発　事　業			
基盤整備	・食生活改善推進員の養成 ・国民栄養調査 ・保健所，市町村への栄養士の設置促進 ・集団給食施設への管理栄養士の設置促進	・健康運動指導士等の養成 ・健康増進施設の認定 ・健康増進施設に対する融資 ・健康増進施設利用料の医療費控除	・休養のあり方の研究	・検診施設の整備
	・都　道　府　県　健　康　づ　く　り　対　策　推　進　会　議 ・市　町　村　健　康　づ　く　り　推　進　協　議　会 ・健　康　増　進　モ　デ　ル　セ　ン　タ　ー　の　設　置　促　進			
	保　健　所・市　町　村　保　健　セ　ン　タ　ー　の　設　置　促　進			

15

表２　小泉純一郎厚生大臣私的懇談会〈第１回（1989〔平成元〕年版）〉

テーマ	食を考える懇談会
時期	1989（平成元）年５月19日、６月５日、13日、８月８日
担当栄養指導官	原　正俊（平成元年新設・初代）
メンバー （氏名・職種等）	〔座長〕阿部建夫　　　総持寺鶴見総合病院長 石毛直道　　　国立民俗学博物館教授 今井昌彦　　　日本調理師会会長（日本料理） 大前錦次郎　　調理師（寿し） 斉藤　滋　　　神奈川歯科大学教授 笹田信五　　　兵庫県五色県民健康道場長 佐藤達全　　　常仙寺育英短大助教授 砂田登志子　　食生活・健康ジャーナリスト 千田実道　　　鶴見総持寺典座 長井盛至　　　国立南横浜病院名誉院長 原田　治　　　調理師（中華・四川） バーバラ寺岡　フードディレクター 丸元淑生　　　作家 村田光範　　　東京女子医大教授（小児科） 村上紀子　　　朝日新聞東京本社記者 レヌ・アローラ　インド料理教室
内容出版物	『食育時代の食を考える』（中央法規）

◆**第１回（1989〔平成元〕年版）内容出版物**　　　　（『食育時代の食を考える』より）

監修のことば

　わが国は、国民の平均寿命が大幅に伸び、世界でも指折りの長寿国となりました。この長寿社会とは、誰もがその長い生涯を、健康で明るく過ごすものでなくてはなりません。

　厚生省では、栄養・運動・休養のバランスのとれた健康的なライフ・スタイルを確立するための国民の健康づくり対策を昭和53年にスタートさせ、昭和63年から第２次国民健康づくり対策として、食生活のあり方の基本と適正な運動習慣の確立に重点を置いた「アクティブ80ヘルスプラン」を展開しています。平成元年に「食を考える懇談会」を実施したのも、食は健康づくりの基本であるという考えからです。

　その後、個々のライフスタイルの多様化に伴い加工食品の利用や外食機会がますます増え、食事内容をはじめ食事の時間、回数など、食生活のスタイルも個別化多様化し、個々人のレベルでは、エネルギーの過剰摂取や栄養素摂取の偏りなどの問題が生じています。これら食生活の問題は、成人病とも深く関わりを持っています。

　本書では、このような状況をふまえ、いまいちど「食」を見直していただくために、海外で行われている先進的な食育運動について紹介するとともに、行政のこれまでの取り組みを解説いたしました。

　本書が、都道府県・市町村をはじめ食生活改善の指導にあたられる方々に活用され、さらには家庭で、また一人ひとりが「食」を見直し、行動するための一助となることを期待します。

　平成５年10月

厚生省保健医療局健康増進栄養課

課長　角田　隆

                                    ＊　　＊　　＊

はじめに

　1988（昭和63）年、厚生大臣として小泉純一郎衆議院議員が就任されて間もなく、人間の健康を国民の健康管理の責任官庁である厚生省という立場で考えた場合においては、"食"の問題が一番大事ではないか、そして、食のことについては、いろいろな人がいろいろな意見や考え方を持っているので、それぞれの道の人に集まってもらって話を聞いてみてはどうか、という話があり、早速「食を考える懇談会」を企画し、実施していただきました。結果的にこのことは、健康長寿で82歳の生涯を終えられた昭和天皇の崩御された年、平成元年の事業となりましたが、大勢の先生方にご出席いただき、いろいろな御意見や行政に対するご示唆をいただきました。

　懇談会の結果につきましては、国をはじめとして関係団体等を含めどういうことがどのようにできるのか、また、なすべきなのかということをそれぞれの立場で考え事業の成果をあげつつ、今日に至っております。

　本書は、これらの事業内容の解説に加えて、懇談会のメンバーの一人であり、国の内外で活躍されている砂田登志子さんに、アメリカリポートを中心とした最新情報を執筆していただき、また、「健康づくりのための食生活指針」をはじめとする関係資料、平成元年の「食を考える懇談会」の記録を掲載いたしました。

　平成5年10月

厚生省保健医療局健康増進栄養課

栄養指導官　原　　正俊

Ⅲ. 厚相の食と健康づくりインタビュー

　「毎日新聞」1頁、5年間、5大臣

Ⅳ.「健康サミット」　省内独自企画

　知事5名参加、5年間、昼食〜15時とする

1. 昼食会メンバー

　行政・主催側：厚相・次官・局長等、知事：5名

出席府県（5か年実績）		
開催順	開催年月日	出席府県・数
1	平成元年12月6日（水）	栃木、静岡、富山、兵庫、鳥取、大分　　　　　（6県）
2	平成2年9月10日（月）	埼玉、山梨、石川、滋賀、和歌山、広島　　　　（6県）
3	平成3年9月9日（月）	宮城、千葉、福井、山口、香川　　　　　　　　（5県）
4	平成4年9月16日（水）	岐阜、愛知、京都、熊本　　　　　　　　　　（4府県）
5	平成5年9月24日（金）	大阪、島根、高知、佐賀　　　　　　　　　　（4府県）

（計25府県）

2. 昼食内容

　前述Ⅱ（15ページ参照）の厚相懇談会終了後の食育夕食会の内容と同一とする。

3. 健康サミットの内容
    ①司会挨拶
    ②昼食
    ③食事・栄養に関する質疑
    ④行政説明
    ⑤知事説明
    ⑥質疑
〈サミット会食歓談余話〉
    自分自身の栄養必要量を知ることができ参考になった。
    勤務地に帰られた知事が、部下の栄養専門職に内容を伝達されたとの報告を受けたこともあった。会食の場で、ゴルフをした時やアルコールを呑んだ時のエネルギー消費、摂取量について会話が弾み、話題提供となったことは大変良かったとの結果評価があった。

V. 国民健康栄養調査の内容改善
    私は国立医療機関から公務員活動をしていることから、「1人1処方」の考え方に徹している。そこで、国民健康栄養調査の内容改善を行い、個人データの整備を心がけた。

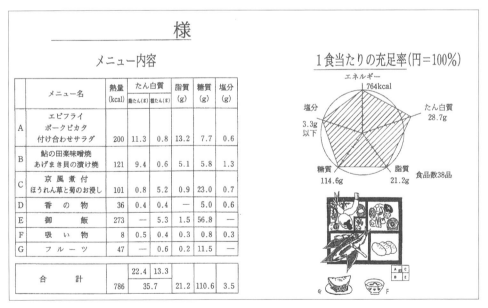

〈注〉エネルギーは、白米　にぎり寿し1コ（70キロカロリー）で調製
（平成4年健康サミット「食事のしおり」より）

図1　メニューのご案内

1. 食事摂取量調査について

   家族3日調査　→　個人1日（1995〔平成7〕年〜）

2. 血液検査について

   ・成人糖尿病調査のために「ヘモグロビンA$_{1C}$（エーワンシー）」検査を導入

   （過去1〜2か月の平均的な血糖レベルを反映）

   ・HDLコレステロール（善玉）は歩数と正比例して増えることから指導強化

表3　小泉純一郎厚生大臣私的懇談会〈第2回（1997〔平成9〕年版）〉

テーマ	21世紀の栄養・食生活のあり方検討会
時期	1997（平成9）年　1月28日、2月15日、3月14日
担当栄養指導官	大谷八峯（第2代）
メンバー （氏名・職種等）	香川芳子　女子栄養大学学長 　　　加倉井　弘　NHK解説委員 　　　木元教子　評論家 　　　国崎　弘　元文部省教科調査官 　　　砂田登志子　食生活・健康ジャーナリスト 　　　田中平三　東京医科歯科大学教授 　　　中村寿美子　前日本テレビチーフプロデューサー 　　　並木正吉　　前農政研究センター理事長 　　　服部幸應　　服部栄養専門学校長 〔座長〕細谷憲政　東京大学名誉教授 　　　松谷満子　日本食生活協会会長 　　　丸元淑生　作家 　　　村田光籍　東京女子医大教授（小児科）
内容出版物	『21世紀の栄養・食生活のあり方』（中央法規）

◆ 第2回（1997〔平成9〕年版）内容出版物　　　　（『21世紀の栄養・食生活のあり方』より）

発刊にあたって

　わが国では、21世紀初頭の本格的な少子・高齢社会の到来を目の前に控え、国民一人ひとりが生涯を通じて健やかに暮らすための健康づくりの重要性がより一層増してきております。

　その一方で、生活様式の変化に伴い、がん、心臓病、脳卒中等の生活習慣病の増加など重要な問題が生じてきており、これらの問題に対する効果的な取り組みが強く求められております。

　このため、厚生省では、豊かで活力ある社会を実現するため、健康づくりの3要素である栄養・運動・休養のバランスのとれた健康的な生活習慣の確立を目指した国民健康づくり対策を推進しているところであります。

　さて、私が、昭和63年厚生大臣に就任したとき、「医食同源」という言葉にみられるように、食を通じた健康づくりが最も重要であるとの認識から、国民の健康を預かる厚生省として「食」の問題をもっと取り上げてはどうか、そして、食のことについては、いろいろな人が様々な意見や考え方を持っているので、それぞれの道の人に集まってもらい話を聞いてみてはどうかとお願いし、平成元年に「食を考える懇談会」を開催し、各界の先生方にご出席いただき、

貴重なご意見を賜った次第です。これを踏まえ、厚生省としましても、これまで種々の対策を講じて参りました。

その後、私たちの取り巻く食環境は多様化し、外食の機会や加工食品の利用が一層増加しているばかりでなく、妊婦、乳幼児、高齢者等の食生活においても、様々な問題も生じていることが指摘されてきました。

このような折り、この度の「21世紀の栄養・食生活のあり方検討会」の発足については、私が再び厚生大臣として就任し、来るべき21世紀の栄養と食生活のあり方について検討いたしたいと考え、限られた時間でありましたが各方面の先生方に参画をお願いし、いろいろな立場・角度から様々な御意見を賜り深く感謝しております。

この度、これら先生方の示唆に富んだ貴重御意見及びまとめられました提言等を冊子にしようということになり本書ができました。この成果を健康づくり対策における中長期的施策に活用したいと考えておりますとともに、21世紀に向けて、国民の皆様方一人ひとりが「食生活」を見直し、実践することをはじめとして、また、地方公共団体等の栄養・食生活のあり方における指導者の方々の一助となることを期待します。

平成9年6月

厚生大臣

小泉　純一郎

＊　　　＊　　　＊

はじめに

私たちは、何のために食べるのだろうか。食べることは、自らの健康を保持・増進し、病気を予防あるいは病気を癒やすための、最も基本的な営みである。また、フランスのブリア・サヴァランは「どんなものを食べているか言ってみたまえ。君がどんな人であるかを言いあててみせよう」と述べているように、人間にふさわしい食生活は、肉体的、精神的に満足を与え、その良否は、健康や人格、文化にも大きく影響を与えるといえる。

生体が物質を体外から取り入れて利用し、成長、発育して、生命を維持し健全な生活活動を営むことを「栄養」と呼んでいる。一方、取り入れる物質のことを「栄養素」と定義している。「ニンジンは栄養がある」といっても、「栄養」が含まれているのではなく、ニンジンにはビタミンAの素になるカロチンという「栄養素」が含まれているのである。「栄養」とは、食物を口にし、消化管で消化・吸収して、身体の中に取り入れ、いろいろと処理（代謝）する営みあるいは状態を指し示すものである。それゆえ、"栄養の良い状態"は、イコール"健康な状態"ということになる。

今回の「21世紀の栄養・食生活のあり方検討会」は、21世紀における国民の健康や生活の質（QOL）の向上を目指して、厚生省保健医療局長の私的検討会として開催された。「栄養」とは、狭い意味では、前述のように身体の中の営みである。しかし、「健康」や「食生活」を考え併せると、これらを含む意味にも考えることができる。栄養問題とは、身体側面（あるいは「健康」）を中心とするが、それに関連するすべての問題、つまり、食生活の問題、食料の生産、分配等の問題等々、すべてを包含しても差し支えないと考える。

日々の生活の中で私たちが意識するのは「食生活」である。また、健康のために私たちが具体的に考えなくてはならないのは食生活の改善である。食材あるいは食品、それを加工、調理した食物、食事、あるいは、食事の摂り方によって、身体内の変化、処理状況、すなわち、栄養の状態は異なってくる。それゆえ、健康を保持・増進し、疾病を予防・治療するために、

最も効果的な食べ方を考える必要がある。また、これと併せて、食料生産や地球環境といった視点からも私たちの「食生活」を考えることも必要である。

　今回私たちが討議すべきことは、国民の「健康、QOL」という視点から、「食生活」に関わる問題についてであり、「栄養」問題を含めた「健康・栄養」という概念を中心として、それらに関連するすべての問題について、今後取り組むべき方向性を示すことである。

　本報告書は、「健康・栄養」施策の今後のあり方を示す羅針盤であり、新しい時代に向けて、方向性を示すことのできたことは意義の深いことである。この報告書を受けて、幅広い連携の下に、具体的な方策が打ち立てられ、実行されることを期待する。

21世紀の栄養・食生活のあり方検討会座長
細谷　憲政

「人間の栄養」の歴史と
研究・普及・推進に貢献した功労者たち

——脚気改善、栄養士の誕生から、食育基本法の制定まで

「人間の栄養」について

　2021（令和3）年12月7、8日、世界で3回目となる「東京栄養サミット」が政府・行政機関等の尽力により盛大に開催された。一般的に「栄養」というと単に「食物」と思われているが、「人体」を支える「栄養・食物」も重要で、常に研究が重ねられていることを、今回のサミットを機会に紹介する。

　なお、参考文献は佐伯矩博士の講義録によるものが多く、研究者等の関連については各々の項にゆずる。

1〉人間の体を支える栄養と食品の機能

　人間の身体は、約60兆個の細胞（リンパ球の一種であるナチュラルキラー〔NK〕細胞50億個を含む）により構成され、各臓器や10万km（地球2.5周）に及ぶ血管を保有し、腸内では異種の微生物・細菌と共生している。「栄養」とは、栄養源を摂り入れ、その成分を消化・吸収・代謝することにより生命を維持して成長・発育し、生活を営んでいる一連の状態をいっている。

　栄養源としての食品類には3つの機能がある。第一は栄養素やエネルギーの供給、第二は味、香り、美味等の感覚的なもの、第三は生体調節（生体制御、疫病防止、回復、体調リズムの調整、老化抑制等）である。

　私たちは、料理されたものや食品を食べているが、体はそれを消化して栄養素に分解してから吸収し、利用して生命を維持している。そこでわが国では、国民の栄養管理のために「日本人の食事摂取基準」を政府（厚生労働省所管）が5年ごとに定めている。その内容は、健康の維持増進のために日本人が習慣的に摂取すべきエネルギー量と33種類の栄養素について、その量を性・年齢区分（一部は身体活動レベル）ごとに示している。この基準量は、保健・医療・福祉・学校給食施設等で使用、管理されている。

　家庭食については自主管理とされているが、毎年、健康増進法による国民健康栄養調査を全国300地区で抽出調査し、栄養量摂取等の実態を把握するとともに、資料を公開して改善指標としている。

　政府（厚生労働省所管）の改善方式については、
・日本人の食事摂取基準量をAとし
・国民健康栄養調査結果量をBとすると
B/Aで過不足判定し、改善目標を立案して達成率で評価している。2005（平成17）年に制定された「食育基本法」が基盤となっており、「食生活指針」（2000〔平成12〕年）、「食事バランスガイド」（2005〔平成17〕年）等で具体的な指導を示している。栄養問題は、不足も過剰も欠陥であることから「栄養サミット」の中心課題となっている。

ここで、佐伯矩博士の講義等から、世界と日本での取り組みと研究成果の概要等について整理しておく。

②　世界の栄養研究成果の概要

紀元前：医聖ヒポクラテスによる治療効果の発見

　ギリシャの医師ヒポクラテスは、食事内容を違えることにより疾病の治療効果を発見。食事療法の起源とされている。

16世紀：世界征服を目指した大航海時代、船中生活者の栄養欠乏症が発生

　新鮮な野菜・果物類の摂取不足によるビタミンCの不足により「壊血症」が発生した。

17世紀：ヨーロッパの生理学者や化学者が食物と生命や健康の関係を解明

　化学者は、O（酸素）、H（水素）、CO_2（二酸化炭素）、金属等を分析。燃焼現象をそれらの成分変化で解明したと考えられる。

18世紀後半：糖質、脂質、たんぱく質を食物から分離

　フランスの化学者ラボアジエは、動物の呼吸と物の燃焼が同じ現象であると考えた。血液に鉄が含有し、骨もCa（カルシウム）、P（燐）で構成されていることを解明。生命の維持にエネルギーの必要性を想定し、エネルギーは食物摂取に関係あることを明らかにしたことから「栄養学」の祖ともいえる。

19世紀後半：三大栄養素だけでは動物が育たないことが判明

　1891年、ドイツのブネルは、エネルギー代謝量が体表面積に比例することを見出した。

　1895年、アメリカのカトウォーターは食物の摂取エネルギーと生体が消費するエネルギー量の出納を数値化。各栄養素の構造や生理作用に関する研究も進み、糖質の消化が解明されて各種の消化酵素が発見された。たんぱく質の本格的な研究が始まり、栄養価が食品中に含有される窒素量に関係することがわかった。

　糖質、脂質、たんぱく質だけでは動物が育たないことがわかり、副栄養素のビタミン、ミネラルの必要性が判明した。

20世紀：TCAサイクルの発見

　1938年、ドイツのクレブスにより、糖質が解糖された炭酸ガスと水へ酸化されてエネルギーを産生するTCAサイクルが発見された。その後、脂質はエネルギー源の他に、成長、生殖、皮ふ等の生理作用に関与する必須脂肪酸を含有することがわかった。さらに、たんぱく質についても体内で合成されない必須アミノ酸と、合成される非必須アミノ酸の分類

と必要量等の生理作用への研究へと発展した。ミネラルについても生理作用や食品での含有量が明らかになった。

③〉日本の栄養疫学・研究と食育推進の基礎を築いた3人の開祖

海軍軍医・高木 兼寛

わが国の栄養改善は「脚気対策」に始まった。19世紀（1877〔明治10〕年）のことで、海軍軍医の高木兼寛は海軍兵食の改善を手がけ、原因調査等の取り組みを行ったことから、「疫学の開祖」といわれるものである。

医学博士・佐伯 矩

20世紀（1918〔大正7〕年）には、佐伯矩医博が「学問には、それに用いる学術用語がなくてはならない」として、文科省に対して固定教科書、内閣印刷局の官報・広報に使用されていた「營養」を「榮養」に改定するよう建言して認められた。以降、「栄養」という言葉が固定教科書、官報辞書、百科全書はもとより、一般にも用いられるようになった。平成末期の2018（平成30）年は、それから100年の記念すべき年となった。

そして、1914（大正3）年には私立の「栄養研究所」を創設し、栄養の総合的研究とそれに基づき医学（生理・生化学）、農学（食品学）、家政学（調理学）を基礎として「栄養学の独立」を目的とし、研鑽を積んだ。

1924（大正13）年、教育カリキュラムに基づく世界初の栄養学校を創設し、1926（大正15）年には「栄養」を学問として教育された学卒の「栄養手」（現在の栄養士）15名を誕生させたことから、佐伯博士は「栄養学・栄養士誕生の開祖」といわれるものである。

内閣総理大臣・小泉 純一郎

人間の食については、標準的な食行動は1日に3回、年中無休であることから、自らの健康を維持するために重要と知りつつも忠実に守ることは給食施設利用者以外では困難な実態がある。そこで、小泉純一郎内閣総理大臣は、2005（平成17）年6月に健康的な食生活や食の安全性についての知識を身につけ、豊かな人生を育む「食育」に取り組むための「食育基本法」を主導し制定した。世界に類のない大きな業績で、小泉純一郎総理は「食育基本法制定の開祖」といわれるものである。

3氏・開祖の業績の概要は、以下の各節で紹介する。

佐伯 矩（さいき・ただす　1877〔明治9〕年～1959〔昭和34〕年）

　愛媛県の医家に生まれ、現国立岡山大学出身の医師。岡山から現国立京都大学医科学講座で学んだ後、上京して内務省伝染病研究所長・北里柴三郎博士のもとで細菌学、毒物学を研究。細菌の毒素と酵素の関係に関心を持ち、消化酵素ジアスターゼの発見をはじめとした栄養学を究めた。栄養学・栄養士養成校の開祖として、学問とその実践指導者の養成に不朽の業績を残した。

　佐伯研究の目的は、次の三輪を融和・結合させること。この三輪説が、佐伯栄養学の最大の特徴である。

佐伯栄養三輪説

1.　生理上の要求に応じる消費法

2.　経済上の生産に適する消費法

3.　社会上の義理に叶える消費法

1904（明治37）年

　大根からラファヌス・ジアスターゼを発見。植物からの酵素発見は初めてで、世界からも注目され、アメリカ、イタリア、ロシアの各国で追試確認された。引き続き、牡蠣のグリコーゲンの発見、脚気患者の代謝に関する研究等を行った。

1905（明治38）年～1911（明治44）年

　エール大学のフェロー（特別研究員・学会員）として渡米。科学部大学院において、学長チッテンデン、教授メンデルやオズボーン博士らに付いて、生理学、医化学、毒物学の研究を行った。具体的には、たんぱく質摂取量、必須アミノ酸に関する研究等である。

　当時の日本は日露戦争（明治37～38年）後で、勝利はしたものの、国民生活の貧しさ等から脚気、結核は"国民病"といわれるほど猛威をふるっていた。これらの現実は、栄養学の研究をおいて解決できない、と佐伯博士は考えていた。

1912（明治45・大正元）年

　旧学位令による医学博士となった。発見した大根のジアスターゼは、論文のひとつであった。

1915（大正4）年

　世界初となる私立の「栄養研究所」を東京芝区白金三光町に開設。栄養の総合的研究と、

それに基づく栄養学の独立を設立目的とした。

1916（大正5）年

栄養研究所拡充のため、同一区内の芝金杉川口町に移転。

〈研究所本館〉

生理、病理、細菌、化学、新陳代謝の各研究室、実権動物室、講義室、実習室等

〈研究テーマ〉

① 栄養食設定の研究

② 偏食・偏嗜の基礎研究

③ 米の精白度と消化吸収の研究

④ 米の調理と消化吸収率の研究

⑤ 米並びに雑穀の生化学的研究

⑥ 米糠の研究

⑦ 米の消費法の研究

⑧ 動物性たんぱく源の研究

⑨ その他

〈付設〉

内科診療部（別称・栄養療院）開院

① 臨床上栄養の調査研究

② 栄養療法の実施

〈栄養学講習会〉

わが国最初の講習会で、講習生として医師10人、高等師範学校教授2人が参加。修業式には来賓として内務大臣、警視庁衛生部長、国際聖路加病院長、北里柴三郎博士らが出席した。

1917（大正6）年

発育期学童の栄養と社会の食生活改善を目的として、学校給食の本質を確立しなければならないと提唱。「学校給食」を、救済事業ではなく保健向上の目的で捉え、国民新聞社と提携して東京・銀座の泰明小学校で試みた。また、東京府知事とともに府直営の10数校に私立栄養研究所付属工場の栄養給食を実施、学校給食の範を示した。

1918（大正7）年

「学問には、それに用いる学術用語がなくてはならない」として、文部省（現文部科学省）に対し国定教科書、内閣印刷局の官報・広報に使用されていた「營養」を「榮養」に改訂するよう建言して認められた。以降、辞書、百科全書はもとより、一般にも「栄養」が用いられている。すなわち、「栄」は元気・健康増進の意であり、「営」は住居をつくる意である。また、栄養研究所の研究が進み、種々の新表現法が必要となったことから、「偏食」「偏嗜」「栄養食」「完全食」「栄養効率」「栄養指導」等の新しい熟語が考案され、今では完全に定着

している。

　さらには「栄養の歌」（作詞：佐伯矩〔大正7年〕、作曲：楠美恩三郎〔大正9年〕）を完成し、文部省検定（昭和7年）となった。「栄養の歌」の「その1（1番）個人栄養」、「その2（2番）社会栄養」は、佐伯栄養専門学校の校歌として入学式、卒業式、同窓会等において、現在も唱歌されている（図1）。

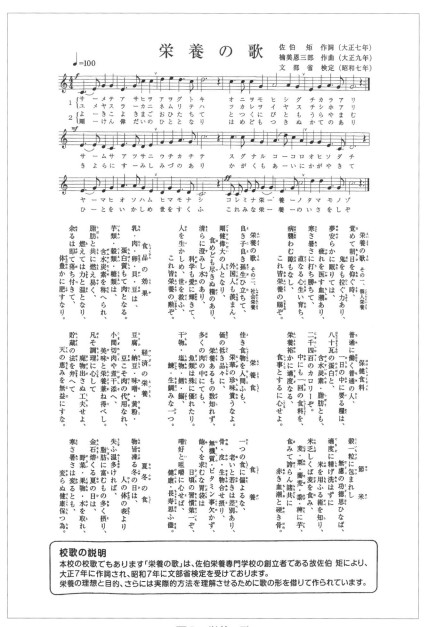

図1　栄養の歌

1919（大正8）年

　大凶作の年で米価は約4倍に暴騰し、富山県で米騒動が勃発。大正7年8月から約2週間にわたり、38市町村に拡大した。

　佐伯博士は各地で等価カロリー食品、等価たんぱく食品等の「経済栄養」について講演した。これらは機会あるごとに栄養研究所に展覧されていた。

　凶作に対する各種の栄養指導内容は次のものであった。

　①節米

　②混食

　③代用食

　④人造米、人造卵

　⑤雑穀食

　⑥蒸パン

1920（大正9）年

　原敬内閣の時、長年の要望が叶い、国立栄養研究所設立建議案が第43回帝国国議会を通過。9月17日「国立栄養研究所」の官制が公布され、佐伯博士が所長に任命された。

　　第1条　　栄養研究所ハ内務大臣ノ管理ニ属シ国民ノ栄養ノ調査研究ニ関スル事項ヲ掌ル
　　第2条　　栄養研究所ニ左ノ職員ヲ置ク
　　　　　　　技師　専任　7人
　　　　　　　書記　専任　2人
　　　　　　　技手　専任　10人
　　　　　　　前項定員ノ外10人以内ノ無給技ヲ置ク
　　第3条～第5条　省略
　　〈注〉栄養問題について多くの人は、美味で好きなものが満たされていればそれでよしとする風潮が
　　　　強く、栄養の研究など必要なし、とする高官もいた時代に、佐伯博士は栄養学を自然科学の1
　　　　分野と考え、栄養は人体にとって健康増進、発症予防等を促し、生命の質を高めるものである、
　　　　との賢い信念を常に持たれていた。このことから、官制に「研究」という語句を加えること、所
　　　　長は技師とすることを主張し実現して、今日も変わっていない。

1921（大正10）年

　10月17日、国立栄養研究所の本館が落成し「栄養学会」を創設した。

1922（大正11）年

　10月、昭和天皇が摂政官の時、栄養研究所の実態を知りたいと仰せられて来所され、長時間にわたり所内を隈なく御覧になられた。「良い仕事であるから、ますます努力するように」とのお言葉とともに、記念樹のお手植えをされた。

この年、英米人による国際聯盟特派衛生委員国立栄養研究所視察があった。

1923（大正12）年

9月1日、関東大震災が発生。その援助活動は、虚弱児童栄養改善フィールドワークのモデルとなった。

栄養に関する専門家講習では薬剤師、看護婦、家政学専門家などへの講習を行ったが、種々の難点があることが判明したことから、専門職としての「栄養士」の必要性を痛感して当局に養成を求めた。しかし、趣旨は理解できるが予算面で不可となり、私費をもって行うなら差し支えない、との了解を得て実行に移した。

1924（大正13）年

私立栄養研究所の跡地に「栄養学校（現佐伯栄養専門学校）」を創設。科学を栄養上有効に応用する指導の適任者、すなわち栄養研究の成果を正しく国民に伝え、栄養改善の徹底を図る専門職の養成を目的とする世界初の学校となった。

栄養士を「栄養学を専門に学び、栄養の指導を業とする者」と位置付けた。1期生は15名で、生徒は学識者の偉い先生方であり、教える方も栄養研究所の先生を含め、すべて権威のある方々であった。

1．栄養学の独立と教育カリキュラム
　医学（生理、生化学）、農学（食品学）、家政学（調理学）を基礎として「栄養学」の独立をはかり栄養教育のカリキュラムとした。

2．佐伯矩博士による栄養学校設立の趣旨
一、栄養問題に関係を有する官公吏（厚生、農林、文部、通産、運輸、大蔵等の諸省・地方庁・保健所等）
一、栄養改善施設（共同炊事・栄養食並びに献立材料配給所等）の主任
一、病院並びに療養所等の給食関係者
一、学校、幼稚園、託児所、会社、工場、寄宿舎、船車等の給食担当者並びに労務関係者
一、医師、薬剤師、教師、保母、保健婦、看護婦、助産婦
一、食品並びに栄養剤営業者
一、旅館、飲食業者及び料理人
一、食糧生産業（消費関係者以上に栄養に知識を要する）
一、家庭の主婦

3．栄養士教育基本論

栄養士のあるべき姿
（『日本栄養士会法人設立50周年記念誌』より引用）

垂井國子*（佐伯初期生）

　今から70年前、岡山医科大学の前身医学校を卒業した佐伯矩医師は、当時の日本を静かに眺め、外人の中で沈没して子供のように小さい日本人、折角生まれても僅か人生50年の生命を憂い、「わしは医者になったが、病気になった人間の後始末をするようなケチな医者にはならぬ。病気にならぬ人間を作る医者になる」と決心し、栄養ということを思い、早速上京し、3つの提言をもって文部省に掛け合われた。

　まず第1は、当時は人間が食物を摂取することを滋養または営養と申していた。先生は、「人間が食物を摂取し、養い営むだけではなく、栄えねばならぬ。親より子、子より孫と、世代を交替する毎に栄えることが栄養であるから、営を栄に替えるように」と、これは文部省もOKし、それ以後は栄養というようになった。

　第2は、「日本人は食べることを粗末に考えている。これでは良い人間ができない。頭脳、体格、体質の良い人間を作るには、成人するまでの食物の正否に関係がある。ゆえに、小学校の義務教育から『食物と健康』を教えるべきだ」

　第3に、「わしは4年前、医大で医者となるべき学問を受けた。しかし、日本の医大では、人間の材料の栄養学の講義は何一つ無かった。病気一辺倒である。これからの医学校には栄養学の講義を入れるべきだ」

　この3件を上申したが、第2、第3は相手にされず却下された。

　先生は、日本の国の前途を思い、こんなことでは良い人間ができぬと、愛国心に燃え、私費を投じて栄養学校を創設し、大正13年に、世界で最初にこの地球の上に栄養士を生み出された。

　現在の栄養士さん方は、先生の思いを知るよしもなく、栄養士の士がなぜ、医師・教師の師ではないのか？　学歴が短いので師ではなく士であろうと劣等感を持っている方もあるかもしれない。

　先生は名称をつけるのに考えて考えて、師ではなく士にされた。

　それは、師は、本人が動かず、相手が来れば診察してやろう、相手が教えて欲しくて来れば教えてやろうと、医師、教師は動かず、相手が来るのを待って仕事をする。栄養士は相手が来るのを待っているようではいけぬ。自らはこのように動いて一人でも多くの国民に、栄養の重要性と正しい食事のあり方を伝えて歩けよ。という意味を託して士とされた。

　先生は私共学生に、「お前等不思議と思わんか？若し人をピストルで撃てば人殺しで刑務所に行かねばならぬ。しかし、日本の家庭を見てみい。主婦が毎日、三度三度、家族に食事を与えている。その食事が不完全なために、人生50年も生きられぬ。これを言い換えれば、緩慢な人殺しをしているとも言える。しかし、刑務所に行かんでも良いとは不都合とは思わぬか？お前等は、一人でも多くの主婦に、人生にとって、日々の食事が如何に大切か、また正しい食生活はどうあるべきかを伝え、世界に誇る日本人作りに努力せよ」と申された。

　先生は次元の高い栄養に関するお考えを持ち、栄養の聖書とも言うべき理論を打ち立てておられる。どんなに世の中が変わろうとも、それは真理であるから変わることはないと。それは次の2つである。

　1.栄養の三輪説（栄養の本義）

　2.栄養の三大要訣

先生は一貫して、国の発展のため立派な日本人作りの基本は食事にあることを思い、医師でありながら、病人を無くす、根本にメスを入れることをされ、医師たちから狂人扱いされつつも新しい道を切り開かれた。

地球の上の主人公は人間で、よい人間こそ国の宝、世界の宝である。

良い人間を作る事業こそ、最大の事業で、それが総ての基本である。

良い人間作りの材料は、食物であり、本能である食欲を、本能のままに摂取するのではなく、人間にだけ与えられているこの頭脳を使った学問を基にして、食物を正しく摂取することが大切である。

栄養士の仕事は、一番重要な根本の仕事をしているので、先生のように、人類愛を持ち、仕事に使命感と誇りを持ち、一人でも多くの方々に、正しい食生活を実践するように教育すべきである。

栄養士法にも、栄養指導を業とするとある。指導とは、食事を作って食べさせるだけでなく、相手の頭を切り換えさせること、いわゆる教育をすることである。

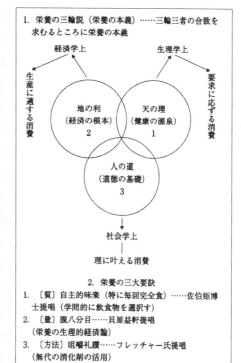

集団給食に携わる栄養士は、事務所で働かず、献立の栄養計算に払う時間を最小限とし喫食者への教育が第一である。それでこそ、栄養士の士が意味をするのである。

日本の栄養士が本気で努力すれば、世の中がどのように変化しようとも、良い人間創造ができ、国が栄えること疑いなしである。

＊垂井國子氏は、元広島県栄養士会会長、日本栄養士会名誉会員

1925（大正14）年

極東熱帯学会と国際聯盟保健部（WHO）技術会議が東京で開催された時に、3日間講演を依頼され、務めを果たされた。

1926（大正15・昭和元）年

3月15日、第1回卒業生15名が「栄養手」（栄養士の先駆け）として世に送られた。

東京において汎太平洋学術会議および東洋赤十字会議が行われる等、これらの事業の積み重ねによって、それまでに伝染病と麻薬を国際問題として取り扱ってきた国際聯盟保健部（WHO）は、栄養問題の重要性を鑑み新たに力を入れることとし、次のことを日本政府と決定した。

①佐伯博士をパリ大学における医学補習講習会の講師とする。

②また、国際聯盟交換教授とし、講演は大学、研究所、学会において次の3項を中心と

したものとする。

（1）栄養研究所設立の必要性

（2）栄養学の独立並びにその体系と応用

（3）日本の経験と業績

そして以上3項の講演の結びとして、次の言葉を添え強調することとした。「日本の栄養学の発展は、天皇の御理解によるものである」

〈注〉この時期に国立栄養研究所長を1年間も留守にすることは異例なことであったが、当時の日本には、諸外国のために学問的にも実践面でも貢献することについては国益につながる認識があったものである。

1927（昭和2）年

9月1日にパリから帰国し、栄養研究所長・佐伯矩として大臣宛に出張目的、講演日程、場所、内容、成果等について復命書を提出した。

〈注〉これらのことを契機として1939（昭和14）年まで、栄養研究所には欧米、アジアの行政、研究機関、大学教授等の見学、視察が多くあった。

1928（昭和3）年

日本の栄養問題への取り組みと実績を世界が注視。

1．日本の栄養研究実績紹介依頼と普及

アメリカのカーネギー研究所長ベネディクト博士より日本の栄養研究所所管大臣宛に「日本の栄養研究所の貴重な業績は世界に利用させるべきである」との意見具申があり、本件に注目していた国際聯盟保健部（WHO）は佐伯研究所長に依頼して完成し、WHOはこの原稿に従い387頁の文献を刊行して各国大学、研究所に配布し一般にも販売した。これによってわが国における栄養学は広く認められた。

2．日本の食品分析を世界のモデルに

「食品分析」は、佐伯博士が国際聯盟に持ち込んだのが始まりで、博士は、このことは地球上のすべての国々、全人類の栄養問題を完全に解決するひとつの因子であると考えていた。食品分析は多くの時間を要することから、「日本食品成分総覧」は1931（昭和6）年、「調理食品成分照鑑」は1936（昭和11）年に完成し日本を代表して発表されたが、これは次項の模範となった。

①食品の消費並びに生産

②人体栄養上の的確な根拠を設定する一部を構成

③他国における食品分析

1929（昭和4）年

栄養学校は、以降本科1年、高等科1年の2年教育となった。

1931（昭和6）年

　佐伯博士が提案した「ビタミン国際単位制」は、国際聯盟機関常設標準統一委員会が賛同して実現した。

1932（昭和7）年

　毎回食完全説（EMP：Each-Meal-Perfect Theory）の研究。

　昭和初期、佐伯博士は人間栄養学を考える中で、成長、成熟、老化という長い期間でなく、1日の時間の中での「栄養効率」の研究を多く行った。それは毎回食完全説（EMP）で、1日単位（PDP：Per-Day-Perfect Diet）よりも効率が良いことの発見であった。この内容は、1934（昭和9）年の第1報から15報に及び、1941（昭和16）年、岡山大学で開催された第2回日本栄養学会（第10回日本医学会第14分科会）の席上、特別講義として発表された。すなわち、毎回食完全説とは、単位式献立法として当時の日本人の成年男子中等労作2,400Kcal、たん白質80gとし、1日3食の配分を次のように考えた。

　1．方法

時 配分	朝	昼	夕
主食分	1/3	1/3	1/3
副食分	1/4	1/4	2/4

　2．結果

　　血糖値の安定に効果が見られた。

　　〈編著者注〉今日、①活性酸素の抑制効果、②ホルモンの分泌促進作用、③血中コレステロールの抑制、④脂肪燃焼の促進、⑤糖尿病改善、⑥がん予防効果等の有効性から、ポリフェノールの摂取が推奨されているが、植物から生産される数多くのポリフェノールは体内に蓄積されず、効果は摂取後30分〜2、3時間とされていることからすると、毎回食完全的摂取法は最大有効であり、時間栄養学とも関連するのではないか。

1937（昭和12）年

　ジャワ島で開催された国際聯盟衛生会議に出席し、「各国政府は、①栄養研究所を設立すること、②栄養士を養成すること」を提案して全会一致で決議された。

1940（昭和15）年

　栄養学校を大森の佐伯山に移転して、学生教育と栄養研究室整備による国立栄養研究所時代の研究を継続し、標準食設定の研究、疲労と栄養の研究、スポーツ栄養研究等を行った。

　日華事変に突入のため国立栄養研究所は廃止され、佐伯所長は退官をした。

*

　佐伯博士は以降、1957（昭和32）年頃まで教壇に立ち、月曜日午前中は「道徳」（人として行うべき道）として袴姿で国内、国外の有名学者との人事交流や業績等について講義された。身長は、戦時中に学徒出陣歌に唱われていた大和魂を持った"5尺のいのち"の歌詞にある5尺（150cm）ほどであったが、堂々とした体躯でマイクは使わず立位で行う2時間余の講義は圧巻で、貴重な尊い思い出として今も残っている。私たち佐伯30期生（昭和31年卒）は、晩年の肉声講義を受講することができ、本当に幸せであった。本稿で示した佐伯博士の業績は、その一部に過ぎない。栄養学という学問大系を完成し、栄養士という指導者の養成校を世界で初めて開校した偉大な学者であるが、言動は驕り昂ぶらず控え目で威厳があり、受講学生は身動きひとつできなかったことを半世紀以上過ぎても鮮明に覚えている。博士は著述は好まず、成書としては『栄養』（37〜38ページ参照）があり、それ以外は海外出張等で留守の時に使用する教材があるのみだ。文献は現在、佐伯栄養専門学校内の「佐伯矩資料室」に所蔵されている。

1959（昭和34）年没
　83年の生涯であった（死因は肺炎）。

2009（平成21）年
　佐伯矩博士50回忌記念事業として池上本門寺五重塔側に顕彰碑建立。

2015（平成27）年
　佐伯栄養専門学校のキャンパスは、JR蒲田駅・大田区役所隣接地に移転。学園跡地は佐伯山緑地公園となり、羽田空港・太平洋を臨む位置に「佐伯矩胸像」が置かれている。

〈注〉
　1. 参考文献として、佐伯芳子著『栄養学者「佐伯矩伝」』を活用している。
　2. 編著者である私は、博士の晩年に学生として師事し、栄養士・管理栄養士として国立病院・厚生労働省・日本栄養士会・栄養士管理栄養士養成教育機関に勤務して役割を果たすことができた。
　3. 本稿では、博士の講義録を参考として引用したものも含まれており、引用文献のことわりを省略している。

佐伯博士が欧米出張中の授業で使用した参考書『栄養』

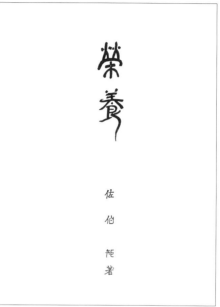

榮養

佐伯矩著

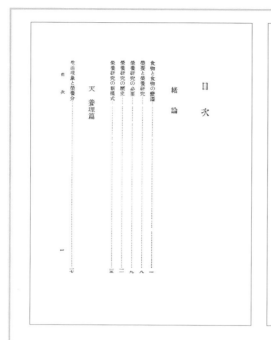

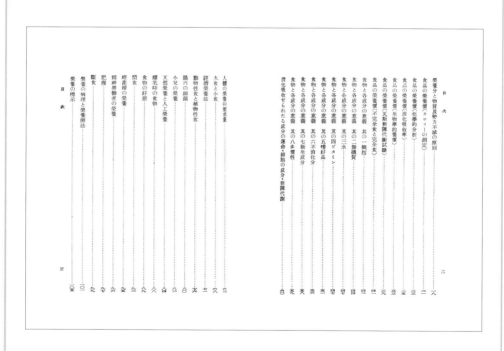

栄養士誕生から管理栄養士を大臣免許資格とするまでの経緯と法的整備

本件に関する内容は、2009（平成21）年11月、社団法人日本栄養士会が発行した『日本栄養士会法人設立50周年記念誌』として発行したものである。記念誌は400ページで、役職者現役・退職者10名で分担執筆したもので、私も元専務理事・現参与として役割を果たした。

以下は、事務局長・八鍬志郎氏が分担執筆したものである。氏の父親は佐伯矩の教育を授かり、終戦前後の重要な時期に厚労省で役割を果たされた。私にとっては学校・役所の大先輩である。

◆『日本栄養士会法人設立50周年記念誌』

第1節　栄養士養成の始まり

1．いわゆる栄養士の誕生

わが国において、「栄養」という概念が公式に生まれたのは、大正9年9月、国会で国立栄養研究所建設費が承認され、国の機関であった時の内務省に栄養研究所が設置されたことに始まる。同研究所では、栄養学の普及を「栄養講話」とし、マスコミ等を通じて図った。しかし、栄養の問題は、広範にわたり、一方、国民の食生活上には、改善を要することが多く、刊行物の発行や講習による教育程度では、十分に国民の間に普及して、食生活を改めるまでには至らない状況にあった。

このような中、栄養研究所所長佐伯矩博士は、栄養の指導者を養成し、これらの栄養指導者をもって、栄養改善を図ることとした。そこで、大正13年に政府の了解のもと私財を投じて栄養学校を創設し、大正14年4月から栄養の学理と調理の技術をカリキュラムに栄養士の養成を始めた。その結果、大正15年3月15日に第1回の卒業生15名が「栄養手」と呼ばれて世に送られた。

大正14年には、基本的には1年制で開始されたが、昭和4年以降は、本科1年、高等科1年の計2年の教育を行った。当時の入学者は、入学資格が定められていなかったことから、旧専門学校、大学の卒業者が多かった。その後、栄養士の職場が拡大するにつれて、高等学校（旧制中学校）卒業者が増加するとともに栄養士養成施設も増加してきた。

当時は、栄養研究所が内務省に設置されたが、栄養行政も内務省の警察部の所管であり、昭和13年1月に厚生省の発足に伴い、厚生省の所管となった。

栄養士の名称については、当初は、いわゆる「栄養手」として送り出されていたが、昭和10年12月に、佐伯矩博士から国際連盟を通じて、専門職「栄養士」として紹介されたことに始まる。

2．当初の栄養手の活動

栄養士の創生時の活動の場、必要な施設、知識が必要な職種は、佐伯矩博士が、栄養学校設立の趣旨（栄養学を志す人の為に）として次のように述べている。

```
栄養学校設立の趣旨(栄養学を志す人の為に)：抜粋
一. 栄養問題に関係を有する官公吏(厚生・農林・文部・通産・運輸・大蔵等の諸省、
　　地方庁・保健所等)
一. 栄養改善施設(共同炊事・栄養食並びに献立材料配給所等)の主任
一. 病院並びに療養所等の給食関係者
一. 学校、幼稚園、託児所、会社、工場、寄宿舎、船車等の給食担当者並びに労務関係者
一. 食料品並びに栄養剤営業者
一. 旅館、飲食業者及び料理人
一. 食糧生産業(消費関係者以上に栄養の知識を要する)
一. 家庭の主婦
```

　当初のいわゆる栄養士の活動・就業の場は、官公庁、学校、工場、病院、協同組合などであり、農村の栄養改善、凶作時の栄養対策、給食による食事改善などを行い、発育の向上、作業の効率の向上、罹患率の低下、医療費の減少、食費の削減などの効果をもたらし、住民の保健、経済、社会の向上に大きな成果を及ぼした。

　時代的な背景として、低栄養、食生活に関連の深い、脚気、結核等に悩まされている人々が多かったが、この改善に努めた。また、当時の栄養士たちは、実践指導に携わり、その結果を随時栄養研究所等に報告し、自らの活動の評価と、次の指導に生かしていた。

第2節　栄養士規則の制定

　いわゆる栄養士の活動が社会的に認められてきたが、法的に身分制度がないことから、身分、処遇が安定していなかった。

　昭和13年に厚生省が創設されて、栄養関連の政策は、同省が所管することとなった。昭和18年に栄養士法の制定が検討されたが、法律より規則の方が早く成立するとの判断から、同年10月に省内での法令審査が行われたが認められず、20回ほど作り替えが行われた。

　昭和20年4月13日に厚生省令第14号をもって「栄養士規則」が公布、施行され、併せて「私立栄養士養成所指定規則」(昭和20年4月13日に厚生省告示第14号)が制定公布され、14校が指定された。

　栄養士規則草案(昭和18年策定)には、「栄養士とは国民栄養に関する指導、傷病者栄養に関する指導又は調理、多衆の栄養給食に関する管理並びに食品衛生取締りの業務を担当するものとする。」(注：原文はカナ体)とあり、現在の栄養士法の「管理栄養士の業務」に酷似している。しかし、この草案は、審議会での議論、法令審査で徹底的に修正されたが認められず、57年後の平成12年3月、栄養士法の一部改正で実現された。

栄養士規則制定の理由

(1)　規則の制定は、栄養指導徹底の出発点なり。

　国民栄養の確保を図るためには、食品資源の増産と相並んで食生活において栄養指導の徹底が必要である。而して、栄養指導の徹底を図るためには指導者の整備並びに組織化が急務であるが、栄養士規則の制定により具現せられる。

(2)　規則の制定は、栄養指導の統一を強化することになる。

現時の食糧事情にあっては、国民の食生活を合理的にならしめ適切な栄養指導を行うことが極めて重要なことであるにもかかわらず、国民栄養に関する指導内容が煩雑を極めているため、国民をしてその帰趨に迷わしめる憂がある。栄養士規則はこれの弊を是正し指導理論の整備統一を図ることとなる。

（3）　規則の制定は、栄養指導者の資質の向上をきたす。

　現在、栄養士と称する者は玉石混交の状態であり、無統制の結果は却って世人の栄養に対する不信感を招き栄養指導の徹底を阻害するは勿論、戦時下最も貴重なる食糧資源の、浪費を招来し国民保健にすら影響することとなる。栄養士規則の制定することは総て栄養指導者の質の向上をきたしその社会的地位を向上せしむるものは勿論、前述諸弊の一掃に役立つこと大なるものがある。

（4）　規則の制定は、栄養指導の充足上好結果を生ず。

　最近栄養指導者に対する需要は、府県保健所、市町村のみならず学校、工場、事業場等集団給食をなす方面において急激に増大しつつあるが、その供給し得る数は極めて少数である。しかも栄養指導者の地位身分が法認せられていないため、その志望者の充足に不利益なる結果を生じ、なおまた勤労配置の上からしても特殊技能者としてよりも一般労務者として動員せられるという結果を生じつつある。栄養士規則の制定はこれらの諸弊を是正することとなる。

（5）　規則の制定は、栄養指導者養成機関の充実をきたし、またこれに対する指導力を強化す。

　現在の栄養指導者養成機関は、教科内容、修業期間、教職員の陣容等において極めて区々であり、養成機関の当事者自らがよるべきところなきに困惑している現状である。栄養士規則の制定は、これら養成機関に一つの指針を与えることとなり、また養成機関に対する当局の指導力、把握力を強化することとなる。

（6）　規則の制定は、勤労者の生産増強に寄与するところ大なり。

　戦力の増強はこれが基底たる産業人の栄養確保に俟つところ大なり。即ち、産業人をして真に国家の要望する生産増強に邁進せしむるよう現下の食糧事情において適任者によって、適正なる栄養管理をなすことが肝要である。而してその根軸をなす優秀なる栄養指導者の確保こそ現段において最も望むものにして栄養士規則の制定は質の向上と量の確保の上適切なる処置であるといえる。

栄養士規則

（昭和20年4月13日厚生省令第14号）

第1条　本令ニ於テ栄養士ト称スルハ栄養士ノ名称ヲ使用シテ国民ノ栄養ノ指導ニ関ス業務ヲ為ス者ヲ請フ

第2条　栄養士タラントスル者ノ左ノ各号ノ一ニ該当シ地方長官ノ免許ヲ受クルコトヲ要ス

　1　厚生大臣ノ指定シタル養成所ヲ卒業シタル者

　2　栄養士試験ニ合格シタル者

第3条　左ノ各号ノ一ニ該当スル者ニハ免許ヲ与ヘズ

　1　聾者、唖者又ハ盲者

　2　精神病者又ハ伝染性ノ疾患アル者

　3　地方長官ニ於テ素行不良ト認ムル者

第4条　地方長官免許ヲ与フルトキハ栄養士免状ヲ下付ス

第5条　第3条各号ノ一ニ該当シ又ハ栄養士タルノ品位ヲ損スル行為アリタルトキハ住所地ノ

地方長官ハ期間ヲ定メ其ノ業務ヲ停止シ又ハ免許ヲ取消シ免状ヲ返納セシムルコトアルベシ

前項ノ取消処分ヲ受ケタル者ト雖モ疾病治癒シ又ハ改悛ノ情顕著ナルトキハ再免許ヲ与フルコトアルベシ

第6条　栄養士試験ハ厚生大臣之ヲ施行ス

第7条　栄養士試験ハ１年以上国民栄養ノ学術ヲ修業シタル者ニ非ザレバ之ヲ受クルコトヲ得ズ

第8条　栄養士試験ハ左ノ科目ニ付之ヲ行フ

  1　栄養学理論

  2　食品学理論

  3　調理理論

  4　栄養指導方法

  5　集団栄養管理方法

  6　母子及病弱者栄養大意

  7　衛生学大意

  8　衛生法規大意

  9　食料生産大意

第9条　栄養士氏名又ハ本籍都道府県名(樺太ヲ含ム)ニ変更ヲ生ジタルトキハ20日以内ニ住所地ノ地方長官ニ免状ノ書換ヲ申請スベシ

第10条　栄養士免状ヲ毀損シ又ハ亡失シタルトキハ其ノ理由ヲ具シ毀損ノ場合ニ在リテハ其ノ免状ヲ添ヘ20日以内ニ住所地ノ地方長官ニ再下付ヲ申請スベシ

前項ノ規定ニヨリ免状ノ再下付ヲ申請シタル後亡失シタル免状ヲ発見シタルトキハ直ニ之ヲ住所地ノ地方長官ニ提出スベシ

第11条　栄養士廃業シタルトキハ20日以内ニ免状ヲ住所地ノ地方長官ニ返納スベシ

栄養士３年以上其ノ業務ヲ為サザルトキハ廃業シタルモノト看做ス此ノ場合ニ於テハ前項ノ規定ヲ準用ス

栄養士死亡シ又ハ失踪ノ宣告ヲ受ケタルトキハ戸籍法ニ依ル死亡又ハ失踪ノ届出義務者(戸籍法ノ適用ヲ受ケザル栄養士ニ付テハ之ニ準ズル者)ヨリ20日以内ニ免状ヲ返納スベシ

第1項乃至第3項ノ場合ニ於テ免状ヲ返納スルコト能ハザルトキハ其ノ事由ヲ届出ヅベシ

第12条　栄養士其ノ住所ヲ他ノ都道府県(樺太ヲ含ム)ニ移シタルトキハ免状ノ写ヲ添ヘ20日以内ニ住所地ノ地方長官ニ届出ヅベシ

前項ノ届出ヲ受ケタル地方長官ハ其ノ旨ヲ前ノ住所地ノ地方長官ニ追知スベシ

第13条　左ノ各号ノ一ニ該当スル者ハ50円以下ノ罰金ニ処ス

  1　第2条ノ規定ニ違反シタル者

  2　業務停止中ノ栄養士ニシテ其ノ業務ヲ為シタル者

第14条　第9条乃至第12条ノ規定ニ違反シタル者ハ科料ニ処ス

  附　則

本令ハ公布ノ日ヨリ之ヲ施行ス

本令施行ノ際現ニ栄養士ノ名称ヲ使用シテ国民ノ栄養ノ指導ノ業務ヲ為ス者ハ本令施行後３月以内ニ地方長官ニ免許ヲ申請スベシ

前項ノ者ハ前項ノ申請ニ対スル免許又ハ不免許ノ処分アル迄其ノ業務ヲ行フコトヲ得

本令施行前栄養士養成所ヲ卒業シタル者昭和23年３月末日迄ニ免許ヲ申請シタルトキハ

地方長官ハ其ノ履歴ヲ審査シ免許ヲ与フルコトアルベシ

第3節　栄養士法の制定

　昭和22年5月3日に日本国憲法が施行されたことに伴い、国民の権利を制限し、義務を課することはすべて法律に根拠を持たなければならないことになり、栄養士規則は、栄養士法に改正されることとなった。

　基本的には、栄養士規則を引き続き存続させ、「事業附属寄宿舎規程」および「労働安全衛生規則」で「1回300食以上の給食を行う場合は栄養士の必置」が規定されていたことを踏まえて、栄養士の身分および業務を明確にし、その資質の向上を図って国民栄養指導の徹底を期するため、昭和22年12月29日法律第245号をもって栄養士法は公布され、同23年1月1日施行された。次いで、栄養士法施行規則が、昭和23年1月16日厚生省令第2号をもって公布され、即日施行された。

栄養士法

（昭和22年12月29日法律第245号）

第1条　この法律で栄養士とは、栄養士の名称を用いて栄養の指導に従事することを業とする者をいう。

第2条　左に掲げる者は、都道府県知事の免許を受けて栄養士になることができる。
　一　厚生大臣の指定した栄養士の養成施設において1年以上栄養士たるに必要な知識及び技能を修得した者
　二　厚生大臣の行う栄養士試験に合格した者
　　前項第一号に規定する栄養士の養成施設に入所することがでる者は、学校教育法第56条に規定する者とする。
　　第1項第二号に規定する栄養士試験を受けることができる者は、学校教育法第56条に規定する者であって、1年以上栄養士の実務の見習をした者とする。
　　第1項第二号に規定する栄養士試験は、栄養士たるに必要な知識及び技能についてこれを行う。

第3条　左の各号の一に該当する者に対しては、栄養士の免許を与えない。
　一　精神病にかかっている者
　二　伝染性の疾病にかかっている者であって、第1条に規定する業務を行うに適しない者
　三　第1条に規定する業務に関し犯罪又は不正の行為があった者であって、同条に規定する業務を行うに適しない者
　四　素行が著しく不良である者であって、第1条に規定する業務を行うに適しない者

第4条　栄養士の免許は、栄養士免許証を交付してこれを行う。

第5条　栄養士が第3条各号の一に該当するに至ったときは、都道府県知事は、当該栄養士に対する免許を取り消し、又は1年以内の期間を定めて栄養士の名称の使用を停止することができる。

第6条　栄養士でなければ、栄養士又はこれに類似する名称を用いてはならない。

第7条　この法律に定めるものの外、栄養士の免許、免許証及び試験に関し必要な事項は、省令でこれを定める。

第8条　左の各号の一に該当する者は、これを、5百円以下の罰金に処する。
　一　第6条の規定に違反した者

　　　二　名称の使用の停止中の栄養士で、栄養士又はこれに類似する名称を用いた者
　　附　　則
第9条　この法律は、昭和23年1月1日から、これを施行する。

第10条　栄養士規則（昭和20年厚生省令第14号）は、これを廃止する。

第11条　この法律施行前昭和20年厚生省令第14号栄養士規則の規定によりした処分その他の行為は、これをこの法律又はこの法律に基いて発する命令の相当規定によりした処分その他の行為とみなす。

第12条　中等学校令による中等学校を卒業し、又はこれと同等以上の学力を有すると文部大臣が認めた者は、第2条第二号の規定にかかわらず、当分の間同条第1項第一号に規定する栄養士の養成施設に入所することができる。

　　　中等学校令による中等学校を卒業し、又はこれと同等以上の学力を有すると文部大臣が認めた者であって、1年以上栄養士の実務の見習をした者は、第2条第3項の規定にかかわらず、当分の間同条第1項第二号に規定する栄養士試験を受けることができる。

第4節　栄養士法改正の経緯

1．栄養士法の一部改正

　　栄養士の身分法である栄養士法は、前述の通り制定されたが、社会の変化に伴い、幾多の改正が行われている。国家試験の受験料の改定等細部の改正を除く主な概要は、次の通り。

年	改正の概要	摘要
昭和25年	【栄養士業務の高度化を踏まえ養成年限、国家試験の受験資格の延長】 ・養成年限および国家試験受験資格の実務経験の期間の延長（1年以上を2年以上に） ・栄養士試験審査会の設置	25年 4月1日施行
昭和37年	当初は、栄養士業務の高度化、専門化を踏まえて、①栄養士の養成期間を3年間とする。②卒業者に国家試験を課し、合格者に免許を付与する等の案が提出されたが、認められず、管理栄養士が創設された。 ・管理栄養士の創設（厚生大臣への登録） ・管理栄養士は、栄養士免許取得者が前提 ・管理栄養士は、栄養の指導業務における複雑困難な業務を行う 〇4年制の管理栄養士養成施設卒業者は無試験、実務経験による管理栄養士試験の受験制、無試験登録制度あり 【栄養改善法の一部改正】 ・集団給食施設への管理栄養士・栄養士の配置努力 　管理栄養士＝1回300食以上又は1日750食以上 　栄養士＝1回100食以上又は1日250食以上	39年 4月1日施行
昭和60年	栄養士・管理栄養士の業務の高度化、特に医療分野における食事療法の重要性等に伴い、管理栄養士の資質の担保が主目的。 ・栄養士試験の廃止（養成施設卒業者に限定） ・管理栄養士の無試験登録の廃止、管理栄養士国家試験（科目一部免除）合格者に限定 【栄養改善法の一部改正】 ・栄養改善上特別の給食管理が必要なものとして都道府県知事が指定する集団給食施設には、管理栄養士を必置	62年 4月1日施行

2．平成12年での栄養士法の一部改正

　　平成12年に行われた栄養士法の一部改正については、経緯を含めて改正の概要等を掲載する。

期日	事項
平成9年 6月11日	日本栄養士会に設けた栄養士将来像検討特別委員会が「21世紀における栄養士活動課題」を発表した。 委員は、岡田正（大阪大学医学部教授）、小林修平（国立健康・栄養研究所長）、猿田享男（慶応義塾大学医学部教授）、高久史麿（自治医科大学長）、田中平三（東京医科歯科大学難治疾患研究所教授）、古市圭治（国立公衆衛生院長）、○細谷憲政（東京大学医学部名誉教授）、松田朗（国立医療・病院管理研究所長）、武藤泰敏（岐阜大学名誉教授）、○が委員長。 報告書の内容の要旨は、次の通りとなっている。 1．はじめに 　社会環境の変化を踏まえて、栄養士はどうあるべきかを検討するために特別委員会を設けた目的を記載している。 2．日本における保健・医療・福祉の動向と栄養士活動 　2-1　地域栄養改善活動の強化 　　地域住民への栄養指導業務の市町村への移譲を受けて、栄養指導の質の向上、保健所栄養士と市町村栄養士の連携が必要である。 　2-2　生活習慣病予防と栄養士の役割 　　成人病が生活習慣病という概念に変わったことを受けて、栄養士は、生活習慣病の一次予防について、健康・栄養教育の実践活動の推進ばかりではなく、栄養療法、運動療法の新しい技術の習得とその活用に努力する。 　2-3　少子・高齢社会における栄養士の役割 　　①栄養士は、高齢社会の担い手の一員として、生活習慣病の一次予防として、健康増進・栄養改善対策に努め、健康な老人を作る。 　　②健全な生活習慣、食習慣が、小児期から身につくように、家族を含めて、地域ごとに健康・栄養教育を積極的に取り組み推進する。さらに、母子ともに健全な出産ができるように、女性に対して健康・栄養教育に取り組む。 　2-4　医療職への位置付けの必要性―医療・保健領域における栄養士業務の確立― 　　栄養士は、自らの活動内容を見直し、その活動が医療分野における専門職としても位置付けられるように努力する必要がある。日本の栄養士は、人体・疾患等に関する知識は十分ではないので、臨床栄養に関する専門職の育成は必須の要件となる。 3．国際的な栄養対策の傾向 　わが国の栄養士活動のレベルアップを図るためには、国際的に行われている栄養政策、食品対策を参考にし、その関係者とも討議して、栄養士の活動内容、活動状況を考察することも必要となる。 4．栄養士関連業務の見直し、点検、改善すべき事項 　4-1　栄養士業務の見直し 　　わが国の栄養士活動の専門性は、「栄養」「食」「食べ物」なのかが不明確。国際的には、「食」から「食べ物」を作るのは調理関係者。栄養士と調理師との明確な業務区分のもとに栄養士業務を専門的に位置付ける。 　4-2　新しい栄養管理業務への取組 　　栄養の専門職は、「栄養の質的評価」を考えて「食べ物」を取り扱い、栄養補給に従事する人といえる。この場合、栄養状態の評価・判定の能力を備えていることが、必須の要件となる。また、栄養状態の評価判定の上に立って、栄養補給サービスや健康・栄養教育に積極的に取り組むことが必要であり、このためには人間栄養について、十分な知識と技術を身につける必要がある。これは、医療施設以外で活動する者にあっても、医療職としての知識・技術を駆使して、栄養管理、すなわち、栄養状態の評価・判定、栄養補給、栄養教育を適切に行える能力を持つことが必要である。

期日	事項
平成9年 6月11日	4-3　栄養士の質的向上を目指して 　専門職としての業務確立には、常に自己研さんに努めるとともに、時代の要請に沿った活動ができるように、自己能力の開発、研さん、向上に努める必要がある。また、栄養士は何が業務で、そのためには何をどのように学習するかという自己評価が求められる。さらに、他の医療・保健・福祉領域の専門職との連携が必要である。 5．栄養士を支える栄養学、その他研究・教育の推進 　栄養学は、臨床医学、予防医学、保健学の領域において、基礎学ならびに応用学と位置付けられ、国民の保健・医療面での重要な役割を果たしている。現在求められているものは、研究のための研究ではなく、社会に応用できる人間栄養学の研究成果である。 6．食薬区分の問題 　栄養士は、特別用途食品や特定保健用食品などを適切に利用して栄養状態を改善し、経腸栄養法も担当できるスペシャリストとしての活躍が求められる。さらに、食薬区分を十分に理解し、特に食品と薬品の中間に存在すると考えられるものも取り扱い、保健ならびに医療の領域で活動できることが求められる。 7．栄養士の養成制度について 　7-1　わが国の栄養士養成制度の問題点 　　わが国の養成制度は、時代のニーズに即応できるものではなく、国際的な方向とも逆行しているように思える。卒業生が社会の要請に沿うような能力を備えるに至っていないのが実情である。 　7-2　栄養士養成制度の見直しの視点 　　栄養士に、どのような分野で、どのような活動が求められているか社会調査を行い、時代の要請に沿った栄養士の役割と資格、資質を設定し、そのためには、どのような教育を行うべきかを考え直す時期に来ている。将来的な業務内容を担える養成カリキュラムと専門性を発揮できるための実習を強化することが求められる。さらに、医療の領域での専門職種として自他ともに認められるように育成する教育体系の確立が必要である。栄養士養成を国家的に制度化している国では、病院等での臨床栄養領域で活動するために必要な専門的知識ならびに技術を習得しており、日本においても同じような制度を導入するか検討する必要がある。 　7-3　卒後教育システムの確立 　　アメリカ栄養士会が行っている生涯学習制度のように勤務中に必要な単位を再学習して登録の更新を図るなど、時代の進歩に対応できるように、教育、研修制度を確立すべきである。 8．おわりに 日本の栄養士の将来像は、従来から引き継がれてきた給食の業務を拡大することではない。新しい領域を開拓して業務拡大あるいは業務展開を図り、生活習慣病の一次予防の担い手として、主体的な位置付けを確立することである。
8月11日	厚生省保健医療局長私的検討会「21世紀の管理栄養士等あり方検討会」を設置し、検討を始める（9回にわたり検討を行う）。
平成10年 3月20日	自由民主党栄養士議員連盟総会および栄養士議員連盟加盟議員との懇談会が開催された。 ここで、本会から、次の要望を行った。 ①　管理栄養士の業務の専門性の強化を図るため、「登録」制を「免許」制に改めていただきたい。 ②　①の措置が法則的に困難な場合は、管理栄養士の複雑困難な業務を明確にするため傷病者の栄養管理指導を位置付け、専門性の強化を図っていただきたい。

期日	事項
平成10年 3月20日	③ 管理栄養士の養成カリキュラムを、時代のニーズに対応できるように改善していただきたい。 ④ 管理栄養士国家試験の受験資格、試験科目の見直し、試験実施時期の早期化（4大卒業者：年度内実施）を図っていただきたい。 　厚生省担当課長発言：「管理栄養士の制度については、現在21世紀の管理栄養士等あり方検討会において議論している。その報告をもって見直したい。現行の制度では、名称独占の資格に免許制を導入することは困難。管理栄養士の複雑困難な業務内容を明示することで、位置付けを確立する方向で検討している。」 　関係議員の発言：①管理栄養士の業務を具体的に明示するように。②管理栄養士の免許制の導入を検討するように。③栄養士の免許保有者は多くいるが、特に職業人としての位置付けを明確化するように配慮する必要がある。④生活習慣病の予防に学校での栄養教育が重要である。⑤高齢社会の中、食が重要性を増しているので、管理栄養士・栄養士の位置付けは重要である。⑥社会の声を聞くと、栄養士活動が余り認められていない面もある。もっと自己研さんを重ね業務の向上に努める必要がある。 　栄養士議員連盟加盟国会議員は、こぞって法律改正に向けて努力する。
6月8日	「21世紀の管理栄養士等あり方検討会」報告書を提出。 報告書の内容は「栄養日本」第41巻7号（1998年）に掲載。
6月8日 9日	平成10年度第40回日本栄養士会総会開催。総会の総意をもって、「21世紀の管理栄養士等あり方検討会報告を全面的に支持し、その趣旨をもって栄養士法および栄養改善法の強化・充実を図る」ことを決議した。
6月10日	栄養士議員連盟総会および議員連盟加盟議員との懇談会開催。
6月25日〜	文部省・全国栄養士養成施設協会・日本私立短期大学協会・全国専修学校総連合会から「栄養士制度の見直しについて」意見が提出される。 　概要は、管理栄養士国家試験の受験資格について、管理栄養士養成施設卒業者に限定することは、学歴偏重の是正の方針に逆行する。さまざまな職場で多様な管理栄養士が必要とされていることから、豊富な実務経験を持つ栄養士養成施設卒業者にも受験資格を認める等であった。
11月12日	厚生省は、前記の意見を踏まえて、管理栄養士国家試験の受験資格について、対案を提出し、日本栄養士会と全国栄養士養成施設協会に意見を求める。
平成11年 3月〜5月	全国栄養士養成施設協会の意見を受けて、さらに対案を提出。 その後、両団体で、理事会等を開催し、対案を承認した。 この概要は、次の通り。 管理栄養士国家試験の受験資格は次の1つに該当する者とする。 （1） 4年制の管理栄養士養成施設において管理栄養士として必要な知識および技能を修得した者（従来の6科目免除は削除） （2） 栄養士であって、厚生省が別途定める基準に適合するものと認定した施設において、必要な科目を履修し、かつ養成施設の修業年限に応じた栄養の指導の実務を現行の厚生省令で定める施設において経験した者（実務経験＋単位の取得） （3） 栄養士であって、厚生省が別途定める基準に適合した施設において養成施設の修業年限に応じた栄養の指導の実務を経験した者（実務経験だけで可）
6月10日	栄養士議員連盟総会および議員連盟加盟議員との懇談会開催。 　ここで栄養士法改正に向けた討議が行われ、下記事項について推進することが確認された。 　1．管理栄養士が行う「複雑又は困難」な業務の例示として「傷病者の療養のための必要な栄養指導等」を位置付ける。

期日	事項
平成11年 6月10日	２．管理栄養士国家試験の受験資格を見直し、専門知識や技能の一層の高度化を図る。 ３．管理栄養士の資格を「登録」から「免許」とする。
6月21日	平成11年度第41回日本栄養士会総会開催。上記を承認。
7月21日	栄養士法改正総決起大会開催 （ホテルオークラ　国会議員133名、会員516名） スローガン １．栄養士法の早期改正の実現を図ろう ２．管理栄養士業務に傷病者の栄養指導業務を位置付けよう ３．管理栄養士の知識・技術の高度化を図ろう ４．管理栄養士を登録制から免許制にしよう
11月18日	栄養士制度を考えるセミナー開催。 この間、衆議院法制局との調整、関係団体との折衝。
平成12年2月8日	自由民主党社会部会、政務調査会・審議会、総務会で「栄養士法の一部改正案」が承認。その後、第147通常国会に上程された。
3月15日 16日 30日 31日	衆議院厚生委員会で、「栄養士法の一部改正案」提案・承認。 衆議院本会議で、「栄養士法の一部改正案」可決。 参議院国民福祉委員会で「栄養士法の一部改正案」提案・承認。 参議院本会議で「栄養士法の一部改正案」可決、成立。
4月7日	栄養士法の一部を改正する法律公布（法律第38号）。 【改正の概要】 １．管理栄養士の業務の明確化 　（改正栄養士法第1条の②抜粋） 　　この法律で管理栄養士とは、厚生大臣注）の免許を受けて、管理栄養士の名称を用いて、傷病者に対する療養のため必要な栄養の指導、個人の身体の状況、栄養状態等に応じた高度の専門的知識及び技術を要する健康の保持増進のための栄養の指導並びに特定多数人に対して継続的に食事を供給する施設における利用者の身体の状況、栄養状態、利用の状況等に応じた特別の配慮を必要とする給食管理及びこれらの施設に対する栄養改善上必要な指導等を行うことを業とする者をいう。 注）　厚生省は省庁再編が行われ平成13年1月6日付で厚生労働省に変更。 （改正栄養士法第5条の5抜粋） 　　管理栄養士は、傷病者に対する療養のため必要な栄養の指導を行うに当たっては、主治の医師の指導を受けなければならない。 ２．管理栄養士の資格を「登録制」から「免許制」に変更 （改正栄養士法第2条・第3条抜粋） ・管理栄養士の免許は、管理栄養士国家試験に合格した者に対して、厚生大臣が与える。 ・管理栄養士の免許は、厚生大臣が管理栄養士名簿に登録することによって行う。 ・厚生大臣は、管理栄養士の免許を与えたときは、管理栄養士免許証を交付する。 ３．管理栄養士国家試験の受験資格の見直し （改正栄養士法第5条の3抜粋） ・修業年限が2年である養成施設を卒業して栄養士の免許を受けた後厚生省令で定める施設において3年以上栄養の指導に従事した者 ・修業年限が3年である養成施設を卒業して栄養士の免許を受けた後厚生省令で定める施設において2年以上栄養の指導に従事した者

期日	事項
平成12年 4月7日	・修業年限が4年である養成施設を卒業して栄養士の免許を受けた後厚生省令 　で定める施設において1年以上栄養の指導に従事した者 ・修業年限が4年である養成施設であって、学校であるものにあっては文部大 　臣及び厚生大臣が、学校以外のものにあっては厚生大臣が、政令で定める基 　準により指定したものを卒業した者 　なお、管理栄養士の業務の明確化に伴い、この業務が行える管理栄養士を養成 することとなることから、管理栄養士の養成カリキュラムの見直しを平成14年 4月施行に間に合うよう行うこととなった。 　厚生省改正栄養士法Q&A作成（18日）。
5月21日	第14回管理栄養士国家試験施行。
10月25日〜 1月	管理栄養士・栄養士養成施設カリキュラム等に関する検討会開催。 委員：足達淑子・五十嵐脩・○小林修平・小山秀夫・鈴木久乃・高橋正侑・田中 平三・中村丁次・武藤泰敏・八倉巻和子・山崎文雄・山本茂・渡辺昌、○座長。
平成13年 2月5日〜 28日	管理栄養士・栄養士養成施設カリキュラム等の改正（案）に対する意見募集。
3月25日	厚生労働省が管理栄養士・栄養士養成施設指定申請について（通知）。
平成14年4 月1日	栄養士法の一部を改正する法律（平成12年4月7日法律第38号）施行。

　なお、当初の案では、「管理栄養士の免許制」は、含まれていなかったが、平成11年6月10日に開催された、栄養士議員連盟総会および議員連盟加盟議員との懇談会において、根本匠衆議院議員等を中心とした「プロジェクトチーム」が提案し、加えられたものである。この経緯について、根本先生が「栄養日本」に「管理栄養士の免許資格化にかかわって」と題し寄稿されたものを掲載する。

栄養士法の改正の概要

1．改正の趣旨

　近年、がん、脳卒中、心臓病、糖尿病等の生活習慣病が国民の健康面における大きな課題となっており、これらの疾病の発症と進行を防ぐには、生活習慣の改善、なかでも、食生活の改善が重要な課題となっている。こうした中で、栄養指導の分野においては、個人の身体状況や栄養状態等を総合的・継続的に判断し指導する栄養評価・判定の手法の普及が急がれており、特に傷病者に対する療養のため必要な栄養の指導に際しては、栄養評価・判定に基づく適切な指導を行うための高度な専門知識・技能が必要であることから、こうした業務に対応できる管理栄養士を育成するための所要の法律改正を行うものである。

2．改正内容

（1）　管理栄養士が行う「複雑又は困難」な業務の例示として「傷病者に対する療養のため必要な栄養の指導」等の栄養に関する指導の業務を位置付ける。この場合、管理栄養士が傷病者に対する療養のため必要な栄養の指導を行うに当たっては、主治の医師の指導を受けることとする。

（2）　管理栄養士の資格を「登録制」から「免許制」にする。

（3）　管理栄養士国家試験の受験資格を見直し、専門知識や技能の一層の高度化を図る。

（ア） 現行

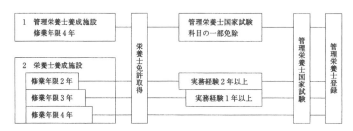

（イ） 改正

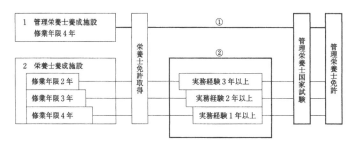

（ウ） 改正点

① 管理栄養士養成施設卒業者に対する試験科目の一部免除の廃止

② 受験資格としての実務経験年数を栄養士養成施設の修業年限に応じ1年から3年とする。

3. 施行日

平成14年4月1日。

栄養士法の一部を改正する法律（法律第38号）

（厚生省）

1. 管理栄養士の定義

管理栄養士の定義を、厚生労働大臣の免許を受けて、管理栄養士の名称を用いて、傷病者に対する療養のため必要な栄養の指導、個人の身体の状況、栄養状態等に応じた高度の専門知識及び技術を要する健康の保持増進のための栄養の指導ならびに特定多数人に対して継続的に食事を供給する施設における利用者の身体の状況、栄養状態、利用の状況等に応じた特別の配慮を必要とする給食管理およびこれらの施設に対する栄養改善上必要な指導等を行うことを業とする者をいうこととした（第1条第2項関係）。

2. 管理栄養士の免許

管理栄養士の免許は、管理栄養士国家試験に合格した者に対して、厚生労働大臣が与えることとした（第2条第3項関係）。

3. 免許の欠格事由

栄養士の免許について精神病および伝染病に係る欠格事由を廃止するとともに、管理栄養士の免許の欠格事由についても栄養士と同様とすることとした（第3条関係）。

4. 栄養士名簿および管理栄養士名簿への登録ならびに栄養士免許証および管理栄養士免許

証の交付

　栄養士名簿および管理栄養士名簿への登録ならびに栄養士免許証の交付について所要の規定を整備することとした（第3条の2および第4条関係）。

5．管理栄養士の免許の取消し等

（一）　管理栄養士が欠格事由に該当するに至ったときは、厚生労働大臣は、当該管理栄養士に対する免許を取り消し、または1年以内の期間を定めて管理栄養士の名称の使用の停止を命ずることができることとした（第5条第2項関係）。

（二）　都道府県知事は、栄養士の免許を取り消し、または栄養士の名称の使用の停止を命じたときは、速やかに、その旨を厚生労働大臣に通知しなければならないこととした（第5条第3項関係）。

（三）　厚生労働大臣は、管理栄養士の免許を取り消し、または管理栄養士の名称の使用の停止を命じたときは、速やかに、その旨を当該処分を受けた者が受けている栄養士の免許を与えた都道府県知事に通知しなければならないこととした（第5条第4項関係）。

6．管理栄養士国家試験

（一）　修業年限が4年である一定の養成施設において管理栄養士として必要な知識および技能を修得した者についての管理栄養士国家試験の一部免除は行わないこととした。

（二）　管理栄養士国家試験の受験資格を次のとおりとした（第5条の3関係）。

　（1）　修業年限が2年である養成施設を卒業して栄養士の免許を受けた後厚生労働省令で定める施設において3年以上栄養の指導に従事した者

　（2）　修業年限が3年である養成施設を卒業して栄養士の免許を受けた後厚生労働省令で定める施設において2年以上栄養の指導に従事した者

　（3）　修業年限が4年である養成施設を卒業して栄養士の免許を受けた後厚生労働省令で定める施設において1年以上栄養の指導に従事した者

　（4）　修業年限が4年である養成施設であって、学校にあっては文部科学大臣及び厚生労働大臣が、その他の養成施設にあっては厚生労働大臣が、政令で定める基準により指定したものを卒業した者

7．主治の医師の指導

　管理栄養士は、傷病者に対する療養のため必要な栄養の指導を行うに当たっては、主治の医師の指導を受けなければならないこととした（第5条の5関係）。

8．経過措置等

（一）　改正前の栄養士法に規定する管理栄養士名簿に登録を受けている者は、改正後の栄養士法の規定による管理栄養士の免許を受けた者とみなすこととした（附則第2条関係）。

（二）　改正前の栄養士法の規定による管理栄養士国家試験の一部免除に係る指定を受けている養成施設は、改正後の栄養士法の規定による管理栄養士養成施設の指定を受けたものとみなすこととした（附則第4条関係）。

（三）　平成17年3月31日までの間は、改正前と同様の管理栄養士国家試験を実施することとした（附則第5条第1項および第2項関係）。

9．施行期日

　この法律は、平成14年4月1日から施行することとした。

高木 兼寛海軍軍医総監の業績 —— 脚気改善症例と栄養疫学

高木 兼寛（たかき・かねひろ　1849〔嘉永2〕年～1920〔大正9〕年、薩摩の医師）

白米食普及に伴う脚気の要因と海軍兵食改善による予防策と実験的証明

1〉 1日の食事回数と白米食

　1日3食の食習慣が定着したのは室町時代以降江戸時代初期といわれている。武士の食事は、平時は朝・夕の2食だったが、戦時体制に入ると戦に備えて3食となった。

　白米食は、米生産農家でさえも正月、盆など特別な日に限られていて、年間26日程度だったといわれている。

2〉 白米食を促した要因（徳川幕府）

・農機具の発達による米の増産
・増産による米価値下げ、町人も白米購入
・水車による玄米の精白化
・白米飯は食べやすく、美味、満腹感

3〉 白米の流行と脚気の発症

　奉公人は、地方から江戸に出てきて白米を食べることができたが、わずかな漬物程度の食事では病気（江戸わずらい）になってしまうことが多かった。それを理由に故郷に帰され、実家の玄米飯を食べると、病気は嘘のように治った（その病気が脚気とわかるのは、高木の兵食改善である）。

4〉 江戸時代から明治時代への難題「江戸わずらい」

　江戸時代には、後に脚気と判明する罹病者が多く、元禄年間（1688年）には江戸で大流行したため「江戸わずらい」と俗称された。発症の特徴として大坂（現大阪）、京都などの都会に病人が多く、特に京都では短期間に死亡することから「三日坊」ともいわれていたそうである。医師はなす術もなく、徳川家でも数人の将軍が重症脚気にかかり心臓麻痺で死亡している。明治に入ってからも患者は多く、1877（明治10）年12月8日、内務郷・大久保利通はその対策のひとつとして、全国府県の公立病院に対し、脚気の症状、病因、治療法等を報告するよう通知を出した。それを知った明治天皇は「本格的にこの病気の研究に取り組むため、脚気専門病院を設立してはどうか」という内意を政府に伝えた。

皇室でも1876（明治9）年に皇后が脚気にかかり、箱根宮の下温泉で湯治した。発病した内親王和宮は、不幸にも逝去している。天皇御自身も軽い脚気にかかったことがあり、国民がこの病で死亡することを憂えて病院の設立の必要性を感じられたのである。

　内意を受けた大久保は、閣議に諮って了承を得て、翌1878（明治11）年3月、最も脚気患者が多発している東京府に対して脚気病院設立を命ずる通達を出した。府は神田、そして本郷に開院し、医師たちは懸命に努力したにもかかわらず、その原因を突き止めることも治療法も見出せぬ結果となり、やがて政府は病院を閉鎖した。

5〉高木兼寛の栄養改善への取り組み

　そこで、脚気が並々ならぬ難病と知った高木兼寛は、1878（明治11）年、全海軍の統計調査による脚気発症による死亡数などの解析に着手した。

　厚生医務局は、1955（昭和30）年に『医制八十年史』を刊行した。その中の「公衆衛生」の「栄養」の項に次のような記録がある。

「わが国の栄養改善は脚気対策に始まった。1880（明治13）年3月府県に照会して患者の明細表を出させたが、衛生局第四年次年報によれば、同年1月より6月に至る1府24県の患者数3,170人内死亡391人であった。以上のような脚気に対する具体的対策としての栄養改善は、先ず兵食改良として現われた。」

　高木は当時、海軍の糧食が白米のみを主としていることに注目し、麦と米を等分に混入するという方法で兵食改良の必要性を訴えるに至った。これらはいずれも脚気の原因が食事の不完全にあるとして、食べ物による栄養問題の解決を一歩前進させたものである。

　1882（明治15）年12月から9か月に及ぶ練習航海記録では、378人中169人が脚気となり、23人が死亡したとある。高木は、1884（明治17）年2月11日から287日間、同航路（日本→ニュージーランド→チリ→ペルー→日本）をほぼ同一期間、食事のみ洋食に変えて、軍艦「筑波」で試験航海を行った。食事はパン食、コンデンスミルク、肉類で脚気患者は15人と少なかった。発病者中8人は肉をまったく食べず、4人はコンデンスミルクを飲まなかった。さらに、1887（明治20）年正月、1886（明治19）年度の脚気発生状況が集計され、海軍総人員8,476人中、脚気患者は3人で、しかも軽症で入院を必要としなかった。この結果について陸軍は、脚気の病因は細菌説であると唱え白米食を続けたが、大量の脚気患者を出す結果となった。

　そこで、1886（明治19）年、陸軍軍医総監・森林太郎（在独国1等軍医医学士、作家名・鴎外）は「日本兵食論大意」を発表した。これは、1885（明治18）年10月、森の上司・石黒忠悳（いしぐろただのり、1845〜1941年）の命によるとの記録もある（脚気の発症と食事は無関係主張）[1]。

1）大塚薬報2009年9月、No648、森鷗外と医学留学生たち　第20回

　海軍が脚気発症防止に洋食の効果を発表したことに対して、"陸軍にも西洋食を給しては何故との問題を購究するは無用の弁に非ざるべし"と言明している。陸軍に採用不可なる理由として、兵数は10倍（海兵5,000、陸兵50,000）で、調理設備・調理法等困難である。米を炊くのは易きことである。演習、戦争にも対応しやすい、とした。ドイツ医学を基礎とする「脚気発症細菌説」には触れていない[2]。

6〉脚気の病因をめぐる医学論争

　医学には、基礎医学に優れた「ドイツ医学」と、実証主義を基本とする臨床医学に優れた「イギリス医学」がある。

　明治政府内で、どちらを採用するか激しい議論が交わされている時、慶應義塾の創始者・福沢諭吉はイギリス医学を採用すべしとして、東京・三田の慶応義塾に設けられた医学所の所長にもイギリス医学を学んだ所長を任命した。

　陸軍の軍医総監まで務めた森林太郎は、先進医学を学ぶための留学先にドイツを選び、海軍の軍医総監まで務めた高木兼寛はイギリスを選んだ。そして2人はそれぞれの医術を広めたが、「脚気」の病因問題は、森（陸軍、ドイツ医学）の「細菌説」と高木（海軍、イギリス医学）の「栄養不均衡説」とが対立した。高木は今日の医学の「疫学」的データを積み重ねたが、森らはデータの取り方等も含めてあくまでも「細菌説」を主張した。

　1919（大正8）年、島薗順次郎が日本内科学会総会で、脚気は動物のビタミンB欠乏症に極めて似ているという説を発表したが、異論を唱える学者が多く、この説は否定された。1920（大正9）年4月、高木は逝去、1922（大正11）年7月には森も逝去してしまったが、その頃、欧米各国からビタミンBが脚気に有効であるという説が伝えられ、欧米情報に注目した慶應義塾大学医科教授の大森憲太が、1921（大正10）年4月から4名の助手とともに人体実験を行った。

　脚気の軽症者6名と健康者6名を使って、彼らにビタミンBの欠けた食物のみを摂取させた。その結果、軽症者は重症になり、健康者は脚気にかかった。次に、彼らにビタミンBを多量に含む食物を与えたところ、12名すべてが全治したのである。この実験結果に基づいて末期の脚気重症患者にビタミンB液を注射したところ、症状が好転し、さらにビタミンBを含む食物を与え続けると治癒した。

　実験に基づくこの成果を1921（大正10）年11月21日の東京医師会で発表したところ、大きな反響を呼び、新聞でも報導された。さらに大森は「白米は脚気を発症させるが、玄米、半つき米は脚気発症防止に好ましい」と発表し、さらに追試を続け、その実験発表によって脚気はビタミンBの欠乏によるものであることが揺るぎない事実となった。

2）鷗外全集第28巻、1989年3月3日第2刷発行、著者・森林太郎、株式会社岩波書店

7〉脚気の要因は細菌説でなく栄養説で決着

　栄養実験結果により、細菌説に固執していた医学者たちは一様に沈黙し、大森の説を裏付ける発表報告が欧米からも伝えられると、それを認めざるを得なくなった。1925（大正14）年4月、臨時脚気調査会は最終報告会を開いたが、その席上で脚気の要因は食物の中のビタミンB欠乏によるものという結論を下した。初代会長の陸軍軍医総監・森林太郎をはじめ調査会の学者たちが唱え続けた細菌原因説は確実に崩れ去った。

参考資料

わが国の栄養行政の実績

　本件に関する内容は、私が学校長を務めた華学園栄養専門学校の『研究紀要』(年1回刊行)に、４年にわたり寄稿したものである。戦後から現在に至るまでの栄養施策と栄養改善の流れを知る資料として活用されたい。

紀要論説①

わが国に於ける栄養施策と戦後の栄養改善の証明

原　正俊

(『華学園栄養専門学校研究紀要』第2巻第1号、2013年6月15日、論説より引用)

1．はじめに

　人間が生命を維持して行くためには個々人の栄養必要(所要)量を維持する必要がある。

　その量は、わが国をはじめとした世界の研究者の研究成果を検索したもので、わが国に於いては「日本人の栄養摂取基準」等に導入されている。

　人間の生命の保持増進に必要な栄養量は過剰も不足も栄養改善の対象となる。

　本稿は、わが国に於ける戦前、戦中、戦後を通しての国の栄養施策と戦後の栄養改善の内容を解析したものである。

　今日わが国は「平均寿命」も「健康寿命」も世界のトップ級に位置付けられており、その関連項目としては、「生活の豊かさ」、「国民皆保険制度」と「栄養摂取量」で、その内容評価の指標であるエネルギー摂取量とその構成割合のP(たん白質)、F(脂肪)、C(炭水化物)バランスが15%、25%、60%と最も理想的であることが世界のモデルとされ、生活習慣の中に占める食生活の役割が一つの要素と数えられている。

2．国の栄養施策

Ⅰ．熱量（エネルギー）・栄養素摂取量の基準

1)　日本人の健常者対象

　日本人に必要な熱量(エネルギー)・栄養素摂取量の設定は、国立栄養研究所(現 国立健康・栄養研究所、以下同じ)の創始者で初代所長である佐伯 矩(ただす)博士著の「栄養」(1926、大正15年)で試みられている。

　その後、終戦の1945(昭和20)年頃までは主に栄養研究所で基礎的研究が行われ、栄養基礎づくりが行われて来た。

　戦後、策定作業は、総理府経済安定本部(現 総務省)、次いで科学技術庁(現 文部科学省)が行い、1969(昭和44)年より厚生省(現 厚生労働省)で策定し、その後５年毎に改定して今日に至っている。初回改定を第一次改定として順次改定回数を示しているが1999(平成11)年の第六次改定では、欠乏症の予防だけでなく、過剰栄養の予防にも配慮が必要となり「食事摂取基準」の概念(確率論)が導入された。そして次の改定は「日本人の食事摂取基準(2005年版)」となった。

2)　入院患者一般食等対象

(1)　完全給食制度

1950（昭和25）年9月9日、厚生省保険局長通知（原文）

完全給食とは、一般に患者の病状と嗜好とに適応するよう必要な注意が払われ、栄養量は普通患者食成人1日について、2,400カロリー（現在のkcal）、たん白質80g、脂肪20g以上とする。

従って一般に患者の側で食糧の補給をする必要がないと認められる程度の給食を行うことをいう。

（2）　基準給食制度

1958（昭和33）年6月30日、厚生省告示第178号（原文）

患者の栄養所要量は、性、年齢、病状などによって個々の適正量が決められているべきものであるので、患者食の栄養量及び食餌は、その趣旨に沿った適切なものとする。

〈解説〉

病院給食が治療の一環として重視されたのは敗戦後進駐して来た連合軍が病院の給与栄養状況を調査し、その結果に基づいて日本政府に対して入院患者に対する食糧の増配を支持し1948（昭和23）年3月1日を以って病院給食制度が誕生した。そして関係告示等によって実施し、今日の基礎を築いている。

ア．前述の通知、告示による一般食（常食）給与患者の栄養所要量は、1949（昭和24）年国民食糧および栄養対策審議会決定の日本人年齢別、性別、熱量およびたん白質所要量をもとに定めたもので、熱量2,400Cal以上、たん白質80g以上、脂肪20g以上の栄養量とされた。

イ．この栄養量は、物の不足時代に如何にして患者の栄養量を確保するかということから決定されたもので、当時と比べて経済復興、国民生活の安定、栄養改善の推進などが図られ目的は十分に果たされ、むしろ肥満者の増加をまねき、動物性食品や脂肪摂取量の多くなっていること等が指摘され改定すべく重要な事柄であるとの意思が高まってきた。

ウ．以降、国民の栄養所要量は、1959（昭和34）年、1963（昭和38）年、1969（昭和44）年の3回にわたって改定されており、病院以外の集団給食では、すべてその改定にあわせて常に新しい所要量を用いているのに患者については保留になっていた。

エ．そこで、1972（昭和47）年10月30日開催の栄養審議会栄養基準部会において、病院給食および患者の給与栄養基準などについて基本的なあり方を検討するため「病院給食小委員会」を設置することが決定され、

①病院給食は、医療の一端を担うものである。

②適切な栄養管理計画に基づく給食は、患者の体力の回復、疾病の治療上きわめて重要な意義をもつものである。

③近年は、病態栄養学の進歩に伴い、疾病の治療に占める食事療法の役割が重視されている。

④病院給食の内容は、時代の要請にそって改善する必要性が高まっている。

⑤基準給食制度については、給与栄養量が昭和33年に定められて以来、今日まで改定されず、再検討する必要がある。

オ．かくして、1973（昭和48）年10月栄養審議会答申「病院給食における一般食給与栄養量基準及びその運用について」＜別稿＞によって15歳以上の年齢層の一般食給与患者エネルギー所要量お

よびその運用についての基本方針が示されたが、1975（昭和50）年3月「日本人の栄養所要量等について」（昭和55年までの間に使用する日本人の栄養所要量）の栄養審議会の答申に基づき7月に以下〈注〉に基づき算出した数値を患者エネルギー所要量とした。

〈注〉

①熱量所要量（15歳以上）算出式

$A＝B＋Bx＋1/10A$

A：15歳以上の年齢層の一般食カロリー所要量

B：日本人の基礎代謝量

x：病院における一般食給与患者の生活活動指数

〔一般人の生活活動指数×患者の補正係数（0.6）〕

$1/10A$：特異動的作用に使われるカロリー

②14歳以下の者については当面44年改定日本人の栄養所要量の数値を参考にするのが適当である。このことによって従来の2,400カロリー（現在のkcal）は男性300カロリー、女性700カロリー減少したが、栄養比率で内容改善をはかった。

③病院給食における一般食給与患者の食物内容評価のための栄養比率（男女共通）は表1のとおりである。

表1　病院給食における一般食給与の患者の食物内容評価のための栄養比率（男女共通）

栄養比率 年齢層	穀類カロリー比 $\dfrac{穀類カロリー}{総カロリー}×100$	動物性たんぱく質比 $\dfrac{動物性たんぱく質}{総たんぱく質}×100$
幼児食 （1〜5歳）	50％以下	50％程度
学童児食 （6〜17歳）	55％以下	45〜50％程度
成人食 （18歳以上）	60％以下	40〜45％程度

〈参考〉

　筆者は、当時厚生省医務局国立病院・療養所課に於て全国国立病院入院患者の食糧費と栄養管理を担当していた。本改定によってエネルギー所要量の減少に伴う減額が大問題となった。従来の「円当たりエネルギー量」計算からすると当然のことになるが、その事も想定して「栄養比率」を設定したことにより逆に増額につながる理解を得た。国立病院での患者食糧費の単価と改定率は、大学病院、福祉施設等の基本となっていることから常に慎重な対応を図った。筆者は、1972（昭和47）年〜1987（昭和62）年までの担当期間中には毎年物価上昇以外に「内容改善」をはかったが、患者の栄養所要量の改定を機会として患者食における食糧費の重要性を国会・大蔵省（現 財務省）と厚生省（現厚生労働省）内の理解を得たことが今日の病院患者食重視につながっているものと確信している。患者の空腹凌ぎ感覚の単価決定は科学性に乏しい。

　併せて、21世紀に入って栄養士法改正によって2002（平成14）年4月より管理栄養士も厚生労働大臣免許となり、今日の病院に於ては、患者の「栄養状態改善」のための医師、管理栄養士、薬剤師、看護師等によるチーム医療（NST：Nutrition Support Team）が「栄養サポートチーム加算」として診療報酬に位置づけられている。筆者が患者栄養所要量改定、患者食糧費確保、栄養士法改正に関与したことを誇りとするものである。

〈別稿〉
　病院給食における一般食給与栄養量基準及びその運用関係通知(原文)

1973(昭和48)年10月2日
　病院給食における一般食給与栄養量基準及びその運用について(答申)
　栄養審議会委員長から厚生大臣宛
1975(昭和50)年6月12日通知、保発第30号、衛発第299号
　患者栄養所要量について(1958(昭和33)年8月25日保発第53号の改定)
　(昭和50年7月以降の一般食給与対象患者の実態に応じた熱量と栄養比率)
1980(昭和55)年4月9日、保発第25号
　日本人の栄養所要量改定では食塩摂取量を1日当り10g以下としたことから、患者一般食についても同一とされた。
　このことで、健康者、患者ともそれぞれに改定された栄養所要量を同時に利用することとなり歩調が揃ったことになる。

Ⅱ．国民栄養調査

　わが国は、太平洋戦争・第2次世界大戦で敗戦国となり、食糧難すなわち食糧不足による人間生活の悲劇があった。

　敗戦処理を中心的に行ってくれたのは米国を中心とした連合国総司令部(General Headquarters；GHQ)であり好意的な対応をはかってくれたのではないかと思っている。

　それを代表するものに「国民栄養調査」(現 国民健康・栄養調査)がある。敗戦の年1945年8月15日の終戦(国際法による終戦は9月2日のミズーリ号船上における調印)後、12月に東京都の調査が実施され、食糧不足状況、それに伴う疾患状況が把握され、米国の公衆衛生改善の基本的取組みである実態把握後の改善施策であるPlan(計画)→Do(実施)→See(評価)によって救済策が実施された。

　単に、食糧不足で空腹者が多く、それに伴う疾患が多発している等の訴えは理論上科学性がなく通用しない。実態調査による実態証拠・資料解析・改善施策が大切である、との考え方は日本に対する大きな教えであった。

　そのための国民栄養調査は、当初は日本政府と連合国総司令部との覚書きで実施されたが、1952(昭和27)年に制定された「栄養改善法」に位置づけられ、その法律が2003(平成5)年「健康増進法」として施行された中に「国民健康・栄養調査」として位置づけられ、今日のわが国の実態把握に大きな役割を果たしている。

　日本におけるこの調査は、1945(昭和20)年から身体状況調査、栄養摂取状況調査等について今日迄65年余実施されており世界190余カ国中唯一の国である。調査方法は、無作為抽出 全国300地区内の世帯及び世帯員を対象とし、栄養摂取状況調査については各家庭に調査用紙を配布し家族各人の食品摂取量を品名別重量で記載していただき、保健所の管理栄養士らの調査員が家庭訪問して内容確認した調査票を国立健康・栄養研究所が集計解析するものである。世界各国から評価されているのは、

　ア．国として、調査・集計解析等に伴う経費人材等の確保が継続してできていること。

　イ．調査票記載は、主に家庭の主婦が担当しており、字が書け、加減乗除計算等が間違いなくできる。

等の能力や条件が整っていることである。

〈参考〉

　筆者は、1987（昭和62）年〜1994年（平成6）年まで担当し、所要の改善をはかった。

　1989（平成元）年調査には、血液検査に「HDLコレステロール値」の導入をはかって運動量（歩数）との相関が判定できるようにした。〔結果：歩数が多い程、善玉といわれるHDLコレステロールが増加することから運動することのモチベーションが高まる。〕

　また、1996（平成7）年の調査から栄養（食品）摂取量を家族調査3日間を「個人調査」1日に改定した。〔結果：生活習慣病時代は個人管理が重要であり、運動量、栄養摂取量を明確とすることに役立てられた。〕

　本件は、「栄養改善法」を「健康増進法」と改称する時、調査内容の意義が認められ、今日の国民の健康管理の基本資料とされていることは最大のよろこびであり、永年の継続をのぞむものである。

3．栄養改善の証明

　入院患者の栄養管理については、医療法に規定されている専門職種と設備等によって管理されているが、福祉施設等の集団給食施設（栄養改善法での規定で、現行法の健康増進法では特定給食施設：特定かつ多数の者に対して継続的に食事を供給する施設のうち栄養管理が必要なものとして、厚生労働省令で定める給食施設）には通知に基づく管理が実施されており、関係行政機関によって管理監督されている。

　一般国民の栄養管理については、国民栄養調査結果（A）と栄養所要量（B）の比率（（B）/（A）× 100）で判定している。

　国民の食生活状況、疾病構造、平均寿命等は、その国の経済事情・保険制度による影響が大きいことは世界の研究者らによって言明されている。

　わが国は、1945（昭和20）年8月の敗戦前後は極貧状態にあり、栄養失調症が続出していたが、人口動態統計にみる「ビタミン欠乏症およびその他の栄養欠乏症による死亡者数」（1971年〜1975年）を参考資料として表2に示す。表3・4は、1970（昭和45）年を基本として改善の推移をまとめた図1の基礎数値である。

4．おわりに

　わが国の栄養改善の実績をみると敗戦後の復興期が契機となっていることが明確である。

　戦争という物も人も亡くなることに象徴される愚行も敗

表2　ビタミン欠乏症およびその他の栄養欠乏症による死亡者数

	1971年 （昭和46）	1973年 （昭和48）	1975年 （昭和50）
総　　　　　数	530	538	459
ビタミンA欠乏症	―	3	1
脚　　　気	21	11	10
ペ　ラ　グ　ラ	1	4	3
その他のビタミンB欠乏症	2	5	8
ビタミンC欠乏症	1	―	1
ビタミンD欠乏症	8	2	5
その他のビタミン欠乏症	2	2	1
蛋白質栄養失調症	16	5	7
栄養性消耗症	68	77	67
その他の栄養欠乏症	411	429	356

資料：人口動態統計

戦国となれば尚更で、僅かな食糧補給でも改善に繋がるゼロからのスタートだった。

わが国の敗戦から1952（昭和27）年の独立国家となるまでの敗戦処理は米国を主とする連合国総司令部（GHQ）によって救済された。

一方、1947（昭和22）年の新憲法施行によって、「①すべて国民は、健康で文化的な最低限度の生活を営む権利を有する。②国は、すべての生活面について、社会福祉、社会保障及び公衆衛生の向上及び増進に努めなければならない。」との条項が規定されていることもある。

本稿では、1945（昭和20）年～1980（昭和55年）迄を一区切りとして栄養改善状況を証明したが、必要量に対する過不足の調整が改善であることからすると永遠の課題といえる。

今日、メタボリックシンドローム（内蔵脂肪症候群）、生活習慣病の多発が、QOL（生活の質）の低下、医療費の高騰等として大きな課題となっている。本症は、過剰栄養、運動不足故のことで原因は明確である。

このようなことから、食糧不足時代は物で捕えたが、今日のような飽食時代は自己管理すなわち、栄養・運動等の知識と行動実践力がなくては改善に繋がらない。

そのためには、健康づくりのための食生活や運動等の指針を示し、それを実践に繋げる行動変容教育と動機づけが不可欠の要素となる。

表3　1960（昭和35）～1980（昭和55）年
栄養素・主たる食品類の摂取量推移

栄養素・主たる食品類			年　次		
			1960年（昭和35）	1970年（昭和45）	1980年（昭和55）
炭水化物		米類	358.4	306.1	225.8
		麦類	94.2	68.0	93.3
		いも類	64.4	37.8	63.4
		砂糖類	12.3	19.7	12.0
		菓子類	20.4	36.7	25.0
		（小計）	549.7	468.3	419.5
脂肪		油脂類 　（小計）	6.1	15.6	16.9
	たんぱく質	豆類	71.2	71.2	65.4
		魚介類	76.9	87.4	92.5
		肉類	18.7	42.5	67.9
		卵類	18.9	41.2	37.7
		乳類	32.9	78.9	115.2
		（小計）	218.6	321.2	378.7
		（合計）	774.4	805.1	815.1

表4　1960（昭和35）～1980（昭和55）年
主要栄養素摂取量とエネルギー比

		1960年（昭和35）	1970年（昭和45）	1980年（昭和55）
エネルギー（kcal）		2,096	2,210	2,119
たんぱく質（g）		69.7	77.6	78.7
動物性たんぱく比（%）		35.4	44.0	49.8
エネルギー比（%）	たんぱく質（P）	13.3	13.9	14.9
	脂　肪（F）	10.6	18.7	23.6
	炭水化物（C）	76.1	67.4	61.5

資料：厚生省「国民栄養調査」．備考：1．たんぱく質には植物性、動物性があり、動物性の摂取割合が栄養評価となる．病院食の基準では1/3（33%）を最低基準としていた．2．エネルギーは総量とたんぱく質（Protein）、脂肪（Fat）、炭水化物（Carbohydrate）の構成比が評価となる．脂肪からの摂取量は1990（平成2）年頃より25%を上限としている．生活習慣病発症防止をねらいとしている

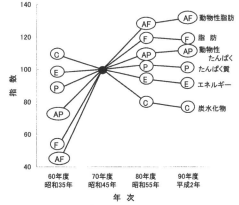

資料：厚生省「国民栄養調査結果」を参考に筆者が作図

図1　エネルギー・栄養素摂取量推移―70（昭和45）年を100とした場合の逆転現象

紀要論説②

栄養改善と共に進行した人口の高齢化と生活習慣病発症の検証と予防対策

原　正俊

(『華学園栄養専門学校研究紀要』第3巻第1号、2014年6月30日、総説より引用)

1．はじめに

　わが国は、終戦を起点として以降、栄養・衛生状態が改善され、医療・福祉も行き届き世界に類をみない65歳以上の高齢者の割合が25％を占め、長期慢性疾患としての生活習慣病が多発している。

　長生きすることは幸せなことであるが病気に罹患することによって生活の質の低下を招くこととなってしまう。

　そこで国は国民健康づくり対策や保険制度等を改革推進して「健康寿命」の延伸につとめているところである。

　本稿では、終戦後の困窮期から60年に亘って栄養改善を枢軸として国民の寿命と人口構成や疾病構造の変化等を検証し、生活習慣病の発症防止を基本として罹患者の悪化と再発防止に役立つ栄養・食生活の専門職種養成の充実強化を図るための基礎資料としたい。

2．国民健康・栄養調査結果と寿命・生死等の実態

　わが国は、1945(昭和20)年の終戦の年から毎年国民栄養調査(現 国民健康・栄養調査)を実施しているので、半世紀以上の結果数値が明らかとなっている世界唯一の国である。

　表1は、1950(昭和25)年から2010(平成22)年までの60年に亘る寿命・生死・人口・栄養比率等の統計数値をまとめたものであるが、栄養摂取量をみると、たんぱく質中の動物性たんぱく質の摂取割合は25.8％から53.5％と2.07倍に増加し、このことは肉魚等からの脂肪摂取量に大きく関係することから、PFCエネルギー比(摂取エネルギー全体を100として、P：たんぱく質、F：脂肪、C：炭水化物から摂っている割合)でみるとFは7.9％から25.9％と3.28倍増加し、一方Cは79.1％から59.4％と0.75倍と減少し、日本食の欧米化がみられ、理想値とされているP：15％、F：25％、C：60％をほぼ達成しており栄養改善の指標となっている。

　以上の内容をまとめたのが表2である。栄養改善も進行した近年の疾病傾向は伝染性疾患から生活習慣病に移行している。この動向を戦後の食糧事情を「不足」から「飽食」までを5期に分類して死因順位との関わりを示したのが図1である。

　死因上位はがん、心疾患、脳血管疾患の三大死因が占めており、高齢化に伴って肺炎・気管支炎の上昇傾向がみられる。一方、脳血管疾患は栄養改善と共に減少している。

　このことから、2011(平成23)年人口動態統計月報統計において、肺炎が脳血管疾患を抜き日本の死亡原因の3位となった。肺炎で死亡する人の94％は65歳以上の高齢者でその多くは誤嚥性肺炎が占めている。

3．医療費の実態

　医療費の使用分析をすると、日本人1人当たり生涯医療費は概算で2,400万円、そのうち51％が70歳まで、残り49％は70歳以降に使われている。以上のことから、高齢化が進むわが国においては完全に右肩上がりであり、さらに高齢社会が進行する可能性が確実視されていることから生活習慣病等の発症防止が肝要である。

表1　寿命・生死・人口・栄養比率の関係と年次推移

項目	年次	1950 （昭和25）	1960 （昭和35）	1970 （昭和45）	1980 （昭和55）	1990 （平成2）	2000 （平成12）	2010 （平成22）
平均寿命 （歳）	男	59.57	65.32	69.31	73.35	75.92	77.64	79.64
	女	62.97	70.19	74.66	78.76	81.90	84.62	86.39
3大死因病名 と死亡率 （人口10万対）	1位	結核 (146.4)	脳血管疾患 (160.7)	脳血管疾患 (175.8)	脳血管疾患 (139.5)	がん (177.2)	がん (235.2)	がん (279.7)
	2位	脳血管疾患 (127.1)	がん (100.4)	がん (116.3)	がん (139.1)	心疾患 (134.8)	心疾患 (116.8)	心疾患 (149.8)
	3位	肺炎・気管支炎 (93.2)	心疾患 (73.2)	心疾患 (86.7)	心疾患 (106.2)	脳血管疾患 (99.4)	脳血管疾患 (105.5)	脳血管疾患 (97.7)
	総死亡率 （3大死因）	1087.6 (366.7)	756.4 (334.3)	691.4 (378.8)	621.4 (384.8)	688.4 (411.4)	765.6 (457.5)	947.1 (527.2)
乳児死亡率（出生千対）		60.1	30.7	13.1	7.5	4.6	3.2	2.3
合計特殊出生率		3.65	2.00	2.13	1.75	1.54	1.36	1.39
年齢3区分別 人口構成割合 と総人口（%）	年少人口 （0〜14歳）	35.4	30.2	24.0	23.5	18.2	14.5	13.0
	生産年齢人口 （15〜64歳）	59.6	64.1	68.9	67.3	69.5	67.8	63.9
	老年人口 （65歳以上）	4.9	5.7	7.1[※]	9.1[※]	12.0[※]	17.5[※]	23.1[※]
	総人口（千人）	83,199	93,418	103,720	117,060	123,611	126,920	128,057
摂取動物性 たんぱく・ エネルギー 比（%）	動物性たんぱく比	25.8	35.4	44.0	49.8	52.6	53.6	53.5
	エネルギー比 たんぱく質	13.0	13.3	13.9	14.9	15.5	15.9	14.7
	エネルギー比 脂肪	7.9	10.6	18.7	23.6	25.3	26.5	25.9
	エネルギー比 炭水化物	79.1	76.1	67.4	61.5	59.2	57.5	59.4
摂取量	たんぱく質 （g）	68.1	69.7	77.6	78.7	78.7	77.7	67.3
	エネルギー （kcal）	2,098	2,096	2,210	2,119	2,026	1,948	1,849

資料：国民衛生の動向・厚生労働省国民健康・栄養調査結果
注：3大死因について、2011（平成23）年には、3位の脳血管疾患は肺炎と入れ替わった。[※]7.0以上　高齢社会

　因みに、平成21年度の医療費の総額は過去最高の36.7兆円であり、生活習慣病に約31.8%が使われている。死因別死亡割合では57.4%を占めている。

4．国民健康づくり対策

　戦後の低栄養・非衛生時代は伝染性疾患がはびこり、保健所（Health Center）を中心として予防接種、患者発生時の消毒・患者隔離等の社会防衛策で成果をあげたが、経済は復興し1964（昭和39）年の東京オリンピック開催前後から、がん、心疾患・脳血管疾患・糖尿病等の生活習慣病の発症が上昇し、1978（昭和53）年度から、（1）全生涯に亘る健康管理体系の整備、（2）施設・設備・ヒューマンパワーの基盤整備、（3）啓発普及、を3本柱とし、栄養・運動・休養を3要素とする第1次健康づくり対策を2次予防（早期発見・早期治療）を重点に発足し、1988（昭和63）年度からは第2次国民健康づくり対策を1次予防（発症防止）を重点に推進、2000（平成12）年度から2013（平成25）年度を21世紀の国民健康づくり対策「健康日本21」（第1次）とし、1次予防によって壮年死亡の減少・健康寿命延伸によってQOL（Quality Of Life）の向上を図るために、栄養・食生活等9分野70項目について目標設定し、達成率で評価する取り組みが推進された。続く第2次においては健康寿命の延伸、健康格差の縮小を柱とした運動を推進している。21世紀の対策は、行政の通知レベルで

スタートしたが2002（平成14）年8月、栄養改善法（1952（昭和27）年）を基盤として「健康増進法」が制定され、2003（平成15）年5月1日施行後は法に基づいて推進されることとなった。

なお、従来から国民の健康の保持増進を図るための基礎資料として、「日本人の栄養所要量」（現 日本人の食事摂取基準、5年毎に策定）とそれに摂取量が充足されているか等を調べるために、栄養改善法（現 健康増進法）に規定されている「国民栄養調査」（現 国民健康・栄養調査）および、食生活のあり方を示している「食生活指針」とがあるが、この3種は相互に有効活用され国民の栄養改善・健康増進に役立てられる。

5．メタボリックシンドローム（内蔵脂肪症候群）と特定健診・特定保健指導

1）高齢化社会に忍び寄る病魔の足音

わが国は世界に冠たる長寿国である。

長寿の尺度としてWHO（世界保健機関）では「健康寿命」（寝たきりでなく、認知症でなく、身のまわりのことはすべて自分でできる健康状態）を設けている。

わが国は、寝たきり等のマイナス要因が生涯のうち平均で7～8年あるものの、それを差し引いても世界一の健康寿命国であることは、平均寿命が如何に長いかを意味している。

長生きしたとしても、QOLが高揚できない実態が伴うとしたならば人生に暗雲が漂ってしまうことになってしまう。

表2　60年間に亘る主要項目増減率
（1950～2010年、1950年＝100）

1．増減率

項　　目	増減率（%）
老年人口	471.4
*脂肪エネルギー比	327.8
*動物性たんぱく摂取量	207.4
総 人 口	153.9
3大死因	143.8
女性の寿命	137.2
男性の寿命	133.7
*たんぱく質エネルギー比	113.1
生産年齢人口	107.2
*たんぱく質摂取量	98.8
*エネルギー摂取量	88.1
総死亡率	87.0
*炭水化物エネルギー比	75.1
合計特殊出生率	38.1
年少人口	36.7
乳児死亡率	3.8

注：*印は栄養関係

2．特　徴

（1）老年人口は急増，平均寿命は上昇
（2）脂肪エネルギー比は急増，動物性たんぱく摂取量は増加
（3）3大死因増加
（4）乳児死亡率，年少人口，合計特殊出生率急減
（5）炭水化物エネルギー比減少

わが国にもその足音が忍びよっている。その数値は、2008（平成20）年12月25日に発表された「国民健康・栄養調査」（2007（平成19）年11月）結果からも警告値として読みとることができる。糖尿病の深刻な課題に加えて多くの疾病の優位となる「メタボリックシンドローム（内蔵脂肪症候群）の疑い」についてみると、特定健診・特定保健指導の対象年齢層である40～74歳の結果は表3のとおり男性の2人に1人、女性の5人に1人が要注意である。

［筆者注］

2007（平成19）年10月1日現在の40～74歳の男女合わせた推計人口5,800万人からみた推定人数

メタボリックシンドローム

該当者数	1,070万人	
予備群者数	940万人	計2,010万人

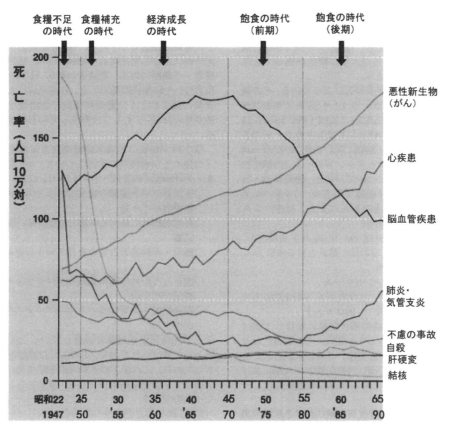

食糧不足の時代　食糧補充の時代　経済成長の時代　飽食の時代（前期）　飽食の時代（後期）

死亡率（人口10万対）

悪性新生物（がん）
心疾患
脳血管疾患
肺炎・気管支炎
不慮の事故
自殺
肝硬変
結核

昭和22　25　30　35　40　45　50　55　60　65
1947　50　'55　60　'65　70　75　80　'85　90

資料：厚生労働省「人口動態統計」を参考に作図

資料：厚生労働省「人口動態統計」を参考に作図

図1　主要死因別にみた死亡率（人口10万対）の年次推移

このことは、以前の調査結果に着目して国は2008（平成20）年より本格的にその改善に取り組んでいるが、その必要性がさらに実証されたことになった。そこで国も医療制度改革大綱における政策目標達成のための方策の推進を強化している。

表3　メタボリックシンドローム（内臓脂肪症候群）の状況（平成19年11月、40～74歳）

性別 支援対象区分	男	女
積極的支援必要者	30.3 %	11.0 %
動機付け支援相当予備群	25.9 %	8.2 %
計	56.2 %	19.2 %

2）わが国の医療制度改革大綱における政策目標達成の一環としてのメタボリックシンドローム（内蔵脂肪症候群）に着目した新たな健診・保健指導の方向性

（1）　これまでの健診・保健指導の現状と課題

国は、1978（昭和53）年からの「第一次国民健康づくり対策」、1988（昭和63）年からの「第二次国民健康づくり対策」を経て、2000（平成12）年からは「21世紀における国民健康づくり運動（健康日本21）」として、健康づくり施策を推進してきた。

　それとともに、健康診断、健康診査（健診）については、医療保険各法に基づき医療保険者が行う一般健診や、労働安全衛生法に基づき事業者が行う健診、老人保健法に基づき市町村が行う健診として実施されてきた。

　これまで、生活習慣病に関する一次予防、二次予防施策を推進してきたが、「健康日本21」の中間評価における暫定直近実績値からは、糖尿病有病者・予備群の増加、肥満者の増加（20～60歳代男性）や野菜摂取量の不足、日常生活における歩数の減少のように健康状態及び生活習慣の改善が見られない、もしくは悪化している現状がある。

　厚生科学審議会地域保健健康増進栄養部会の「今後の生活習慣病の推進について」（中間とりまとめ）［2005（平成17）年9月15日］において、

　　○生活習慣病予備群の確実な抽出と保健指導の徹底が不十分
　　○科学的根拠に基づく健診・保健指導の徹底が必要
　　○健診・保健指導の質の更なる向上が必要
　　○国としての具体的な戦略やプログラムの提示が不十分
　　○現状把握・施策評価のためのデータの整備が不十分

などが生活習慣病対策を推進していく上での課題として挙げられており、このような課題を解決するために、これまでの活動成果を踏まえ、新たな視点で生活習慣病対策を充実・強化することになったのである。

（2）　これからどのように変わるのか

　今般の「医療制度改革大綱」（2005（平成17）年12月1日 政府・与党医療改革協議会）を踏まえ、「生活習慣病の予防の徹底」を図るため、2008（平成20）年4月から、高齢者の医療の確保に関する法律により、医療保険者に対して、糖尿病等の生活習慣病に関する健康診査（以下、「特定健診」という）及び特定健診の結果により健康の保持に努める必要がある者に対する保健指導（以下、「特定保健指導」という）の実施を義務づけることされた。また、「医療制度改革大綱」における政策目標は、平成27年度には平成20年度と比較して糖尿病等の生活習慣病有病者・予備群を25％減少させることとしており、中長期的な医療費の伸びの適正化を図ることとされた。

　この政策目標を達成するためには、医療保険者が効果的・効率的な健診・保健指導を実施する必要がある。

3）標準的な健診・保健指導プログラムの特徴

　糖尿病等の生活習慣病の有病者・予備群の減少という観点から、内蔵脂肪症候群（メタボリックシンドローム）の概念を導入した標準的な健診・保健指導プログラムの構築が必要である。具体的には、科学的根拠に基づき健診項目の見直しを行うとともに、生活習慣病の発症・重症化の危険因子（リスクファクター）の保有状況により対象者を層別化し、適切な保健指導（「情報提供」、「動機づけ支援」、「積極的支援」）を実施するための標準的な対象者に対し、個々人の生活習慣の改善に主眼をおいた保健指導が重点的に行われることとなる。

　標準的な健診・保健指導プログラムでは、健診結果及び質問項目により、対象者を生活習慣病のリスク要因の数に応じて階層化し、リスク要因が多い者に対しては、医師、保健師、管理栄養士等が早期に積極的に介入し、確実に行動変容を促すことをめざす。そして、対象者が健診結果に基づき自らの健康状態を認識した上で、代謝等の身体のメカニズムと生活習慣（食生活や運動習慣等）との関係を理解し、生活習慣の改善を自らが選択し、行動変容に結びつけられるようにするものである。リスク要因が少ない者には、必要に応じて動機づけ支援を行う。さらに、現在リスクかない者等に対しても、適切な生活習慣あるいは健康の維持・増進につながる必要な情報提供を行う。

保健指導を行う際には、対象者のライフスタイルや行動変容のステージ（準備状態）を把握した上で、対象者自らが実行可能な行動目標を立てることを支援することが必要である。

　また、健診結果の経年変化及び将来予測を踏まえた保健指導や個々人の健診結果を読み解き、ライフスタイルを考慮した保健指導を行う必要があり、さらに、医療保険者においては、各種データ分析等を通じて集団としての健康課題を設定し、目標に沿った保健指導を計画的に実施するとともに、糖尿病等の生活習慣病の有病者・予備群減少のアウトカム（成果・評価。対象者の健康状態への効果。知識の普及、健康行動、保健医療サービス満足度等）評価が可能なデータ分析の手法等について設定する必要がある。

　（以上の内容は2007（平成19）年4月厚生労働省健康局公表による「標準的な健診・保健指導プログラム（確定版）」より引用）

6．今後の新たな展開一例：健康日本21（第2次）の推進に関する参考資料（平成24年7月）

- ・休養・こころの健康づくり（睡眠習慣の改善、働く世代のうつ病の対策）
- ・将来的な生活習慣病の予防のための取組の推進（低出生体重児の出生の予防、子どもの健全な食生活、運動・活発な余暇身体活動の実践への強化）
- ・生活習慣に起因する要介護状態を予防するための取組の推進（年代に応じた食事の質の改善、生活機能低下予防、ロコモティブシンドローム[注]予防、認知症機能低下予防）
- ・高齢者、女性の健康
- ・肺年齢の改善（COPD、たばこ）
- ・重症化予防及び三次予防での対応後の再発防止に向けた予防対策の在り方
- ・健診データに基づく国民一人ひとりの自己健康管理の積極的な推進

7．生活習慣病の特性と「地域包括診療料」の新設

○特性
1．高齢者に多い…永い生活習慣によってつくられる
2．多病者が多い…1人の患者が多くの疾患（合併症）に罹患する傾向
3．完治は望めない…無自覚・無症状で検査結果から判明し重症者や合併症患者が発生する。完治は望めず、生涯対症療法が続く患者が多い。

◎「地域包括診療料」の新設
　国は、医療保険関係では、2年毎に診療報酬を改定し、介護保険関係では3年毎に改定していることから6年に一度は同時改定となる。
　今回の2014（平成26）年4月1日の診療報酬改定では、200ベッド未満の中小病院に対して、高血圧症、糖尿病、脂質異常症、認知症の4疾患診療について「地域包括診療料」として定額報酬が算定できるようにされる（一般的な「出来高払い」とは異なる）。

8．栄養・食生活指導者の確保と専門職種の養成

　生活習慣病の発症防止、重症化予防には栄養・食生活の管理指導が大きな役割を果たしている。その専門職は管理栄養士・栄養士であり、その身分法は栄養士法であることから理解を深め養成教育に繋げていきたい、

（注）ロコモティブシンドローム（運動器症候群）
骨、関節、筋肉などの運動器の働きが衰えて、歩行や日常生活の自立度が低下し、介護が必要になったり、寝たきりになる可能性が高くなるなど、運動器の障害の為に要介護になっていたり、要介護になる危険性の高い状態をいう。

　栄養士法（以下、法とする）は、1947（昭和22）年、医療法等に先がけて制定されたものであるが、それは2年前の戦時下に厚生省が定めた「栄養士規則」を基本としたものであった。

　戦後の混乱期、栄養不足時代における食の専門職の誕生であったが、栄養士は、栄養摂取量の過不足等に伴う疾病の予防や治療に深くかかわることから、社会的なニーズに即応して法改正等を行い、国民に寄与している。すなわち、低栄養・伝染性疾患時代から今日のような高栄養・運動不足・生活習慣病への移行過程においては、単に不足を補えばよかった物中心の時代よりは、人中心の時代には高度な知識・技術が求められることから、法を改正し、1962（昭和37）年には、栄養士の他に複雑困難な業務も成し得る管理栄養士を誕生させ、以下1985（昭和60）年には国家試験制度を導入し、2000（平成12）年には登録資格を免許資格とし、専門知識や技能の一層の高度化を図るために国家試験受験資格の見直し（図2）や大学等養成におけるカリキュラムの改正も行われた。

○栄養士法改正

2000（平成12）年3月31日成立、4月7日交付、2002（平成14）年4月1日施行

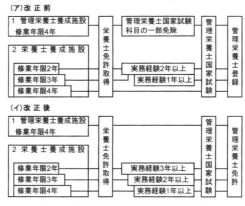

図2　管理栄養士資格の取得の流れ

（主な改正点）

（1）　管理栄養士の業務内容を明確化する。

　①傷病者に対する療養のための必要な栄養の指導

　②個人の身体の状況、栄養状態等に応じた高度の専門知識及び技術を要する健康の保持増進のための栄養の指導

　③特定多数人に対して継続的に食事を供給する施設における利用者の身体の状況、栄養状態、利用の状況等に応じた特別の配慮を必要とする給食管理及びこれらの施設に対する栄養改善上必要な指導

（2）　管理栄養士の資格を登録制から免許制にする

（3）　管理栄養士国家試験の受験資格を見直して、専門知識や技術の高度化を図る（図2）

◎カリキュラム等検討作業（2000（平成12）年10月〜）

■基礎的視点：高度な専門的知識及び技術を持った資質の高い管理栄養士の養成

（1）　管理栄養士として必要な知識及び技術が習得できるよう、カリキュラムの体系化を図る（各専門分野の設定による必修科目の統合化）とともに必修科目の充実を図る。

（2）　関連科目の教育内容を複合的に習得でき、養成施設独自の特色を生かしたカリキュラム編成により教育内容が充実できるよう、実験・実習単位の履修方法を見直すとともに栄養評価・判定に基づく適切な指導を行うための高度な専門的知識及び技術全般を習得できるよう、臨

地実習としての校外実習の充実強化を図る。
（3）　必修科目の充実強化に対応できるよう、施設設備の見直しを行うとともに、教員に関する
　　　事項を見直す。

9．おわりに

　人口構成の高齢化が進行するのに伴って疾病構造の変化も明確となった。

　寿命の高齢化は、平和な先進国としてのシンボルの一つであるが、介護を要しない健康寿命こそ
が個々人や国民に幸せをもたらすものである。

　そのためには、国・都道府県・各地域にあっては、実態把握と結果分析、改善すべき課題の設定
と取り組み、結果の解析と今後の方針決定のサイクルを実施することが基本的な取り組みとなろう
（P→D→C→A cycle）。

　人々は、健康で生活できる喜びを深めることに関しては自己管理に努力する必要があり、医療・
保健・福祉の関係職種、とりわけ、栄養指導を業とする管理栄養士・栄養士は資質の向上を図る努
力と人の為に幸せをもたらす行為の貴さの自覚を深めることが肝要であり、学生教育機関や関係教
員も常に学生を育成する上で、このことを心がけるべきである。

戦後70年に見る健康増進施策

原　正俊

（『華学園栄養専門学校研究紀要』第4巻第1号、2015年6月30日、総説より引用）

1．はじめに

　わが国は、2015（平成27）年で戦後70年である。1945（昭和20）年、有史以来初めて外国との戦
いに敗戦したわが国はそれを契機として「新憲法」が制定され1947（昭和22）年5月3日に施行され
た。

　新憲法は、主権は国民に在り、文化的で最低限度の生活は保障され、戦争は放棄するとした平和
憲法で、それらを理念として経済的にも発展し、高度成長時代は自然災害も少なく幸いしたが、後
年には、東日本大震災等の自然災害に遭遇したものの多くの成果をあげ世界でもトップクラスのわ
が国・日本国を構築した。

　世界には190余ヶ国あるが、未だ戦闘状態や開発途上の国もあり、平和国家として「健康」を基盤
とした生活の質（Quality Of Life；QOL）の高い社会の実現を図るための国民運動施策を講じている
国は経済大国（G7）でも数は少ない。その点、わが国は平均寿命・健康寿命共に世界の先進国であ
り[1)]、小職の厚生行政官の活動体験を中心として施策の内容のまとめとしたい。

　なお、戦後70年の主な公衆栄養施策[2)]の沿革を年表に示した。

2．国民健康づくりの基本法「健康増進法」の制定

　わが国では戦後7年目の1952（昭和27）年に「栄養改善法」（法律第248号）が制定された。終戦の
年の12月に東京都から始められた国民栄養調査はGHQ（General Headquarters、連合国軍総司令部）
との覚書によって開始されたが、本法に規定され、集団給食施設（1回100食、1日250食以上）

への栄養士の配置、栄養強化食品等について規定された[3]。

　この法律は、半世紀に亘って有効活用されたが2002（平成14）年には長寿社会の健康づくりの基本法の必要性が議論となり、新法は3月1日の臨時閣議で決定されて国会に上程され、7月26日可決成立、8月2日公布され、施行は起算して9ヶ月を超えない範囲とされたことから2003（平成15）年5月1日施行となった。法律名は「健康増進法」で、栄養改善法の内容を移行し、国民の健康増進対策推進の基本法となった[4]。

3．国民栄養調査の改善

　小職は、国立病院の医療現場第一線での業務体験を積んでから行政職として配置替えとなった。最初は医療行政分野の担当であったが保健行政分野に異動となった。

　拝命した時に、保健行政としての重要課題である国民健康づくりには医療の考え方である「一人一処方」の発想を導入しようと決意した。昭和の晩年であったことから未だ成人病という横文字病名の無い時代（1996（平成8）年公衆衛生審議会によって国際的に通用する生活習慣病と改名）であったが、一般的に満たされた生活者は多様化していることから個人データによる個人管理、すなわち「一人一処方」の対応を重視した。

　そこで、栄養改善法に規定されている「国民栄養調査」の改善を手がけた[5]。

1）食事摂取調査について

　家族調査を個人調査に変更

2）血液検査の導入について

　（1）　HDLコレステロール検査

　1978（昭和53）年から開始された国民健康づくり（表1）の基本要素は、栄養・運動・休養であるが、運動は余り好まれないことから、歩数が多い程善玉コレステロールが増加して健康増進に役立つことを実証した[6]。

　（2）　ヘモグロビンA_{1c}検査

　この検査は、今は一般化している[7,8]が平成元年頃はそうでもなかった。この検査では、1・2ヶ月の平均的な血糖状態を示すもので、検査の前日だから飲食量を控える等を通用しなくした。

　以来この調査（2002（平成14）年栄養改善法を廃止して健康増進法を制定し国民栄養調査を国民健康栄養調査とした）結果発表では、「糖尿病が強く疑われる人」等が扱われるようになった。

　因みに2014（平成26）年の糖尿病が強く疑われる人は全国で9540万人である[2]。

　このような検査の意義は、糖尿病によって動脈硬化症になり、心筋梗塞や狭心症、脳卒中を発症するなど患者のQOL低下や医療費の増加にも繋げないことにある。

4．健康づくり対策の変遷

　わが国の国民健康づくり対策は、表1に示すごとく昭和53年度に「栄養」、「運動」、「休養」を3要素として開始して以降、昭和63年度からの第2次国民健康づくり対策は、人生80年時代に因んで、「アクティブ80ヘルスプラン」として「運動」習慣の普及に重点をおきマンパワーとして「健康運動指導士」の養成を開始する一方、食生活・運動・休養指針を整備し、併せて外食栄養成分表示ガイドラインも策定し、厚生労働省職員食堂のショーウインドの展示食にはすべて栄養成分表示を行った。

年表　1945（昭和20）年に発する公衆栄養施策沿革

西暦年号	元号	戦後年数	事項	栄養士関連	法改廃関連
1945	昭20	0	栄養士規則、私立栄養士養成所指定規則制定	●	
1946	21	1	厚生省（昭和13年設置）に栄養課設置		
1947	22	2	新憲法施行、栄養士法制定（施行昭和23年）	●	
			保健所法（昭和12年）に栄養士配置規定	●	△
1952	27	7	栄養改善法制定		□
1962	37	17	管理栄養士制度発足（栄養士法）	●	
1965	40	20	母子保健法制定		
1978	53	33	第1次国民健康づくり発足（厚生省）		
1979	54	34	市町村栄養改善事業、婦人の健康づくり事業開始		
1982	57	37	老人保健法制定		
1985	60	40	健康づくりのための食生活指針策定（厚生省）		
			管理栄養士国家試験制度化（施行昭和62年）	●	
			集団給食施設に管理栄養士配置規定（施行昭和62年）	●	
1988	63	43	第2次国民健康づくり運動（アクティブ80ヘルスプラン）策定		
1989	平元	44	健康づくりのための運動所要量策定（厚生省）		
1990	2	45	対象特性別健康づくりのための食生活指針策定		
1993	5	48	健康づくりのための運動指針策定		
			市町村栄養士配置制度発足	●	
1994	6	49	保健所法を地域保健法に改称		△
			身近な栄養指導は保健所から市町村へ移行（栄養改善法改正 平成9年施行）	●	
			健康づくりのための休養指針策定（厚生省）		
1995	7	50	栄養表示基準制度創設（平成8年施行）		
1996	8	51	成人病を生活習慣病と改称（公衆衛生審議会）		
2000	12	55	第3次国民健康づくり運動（健康日本21・第1次）策定		
			食生活指針策定（文部・厚生・農林水産省）		
2000	12	55	管理栄養士免許化と業務の明確化（栄養士法改正・平成14年施行）	●	
2001	13	56	厚生省は厚生労働省に組織改編		
			健やか親子21発足		
2002	14	57	健康増進法制定（平成15年施行・栄養改善法廃止）		□
2005	17	60	食育基本法制定、食事摂取基準策定（昭和44年から5年毎に策定していた日本人の栄養所要量を改称）、食事バランスガイド策定		
2006	18	61	健康づくりのための運動指針2006策定（従来の所要量を改訂）		
2008	20	63	特定健康診査・特定保健指導実施		
			地域における行政栄養士による健康づくり及び栄養・食生活の改善について 厚生労働省通知	●	
2013	25	68	第4次国民健康づくり運動（健康日本21・第2次）策定		
2014	26	69	日本人の長寿を支える「健康な食事」のあり方に関する検討会報告書		

註：●、△、□は事項の関連を意味する

71

　平成12年度からの第3次国民健康づくり対策からは、表2に示すごとく21世紀における国民健康づくり運動として、「健康日本21・第1次」と命名し、活動分野を9分類して推進し次のように最終評価している。

・健康日本21最終評価を踏まえた課題

　健康日本21（表2）の評価は、平成17年度を目途に中間評価を行い、平成22年度から最終評価を行った。その評価を平成25年度以降の運動の推進に反映させることとした。健康日本21では9分野の目標（80項目。うち参考指標1項目及び再掲21項目を含む）を設定しており、これらの目標の達成状況や関連する取り組みの状況の評価などを行った（表3、4）[2]。

表1　健康づくり対策の変遷（その1）

第1次国民健康づくり対策（昭和53〜62年）	第2次国民健康づくり対策（昭和63〜平成11年）アクティブ80ヘルスプラン
［基本的な考え方］ 1. 生涯を通じる健康づくりの推進 　成人病予防のための2次予防の推進 2. 健康づくりの3要素（栄養, 運動, 休養）の健康増進 　事業の推進（栄養に重点）	［基本的考え方］ 1. 生涯を通じる健康づくりの推進 2. 栄養, 運動, 休養のうち遅れていた運動習慣の 　普及に重点を置いた, 健康増進事業の推進
［施策］ ①生涯を通じる健康づくりの推進 ・乳幼児から老人に至るまでの健康診査・保健指導 　体制の確立 ②健康づくりの基盤整備等 ・健康増進センター, 市町村保健センター等の整備 ・保健婦, 栄養士等のマンパワーの確保 ③健康づくりの啓発・普及 ・市町村健康づくり推進協議会の設置 ・健康・体力づくり事業財団による啓発普及活動の 　推進 ・栄養所要量の普及 ・国民栄養調査の実施 ・食品の栄養成分表示 ・健康づくりに関する研究の実施	［施策］ ①生涯を通じる健康づくりの推進 ・乳幼児から老人に至るまでの健康診査・保健 　指導体制の確立 ②健康づくりの基盤整備等 ・健康科学センター, 市町村保健センター, 健康 　増進施設等の整備 ・健康運動指導士, 管理栄養士, 保健師等の 　マンパワーの確保 ③健康づくりの啓発・普及 ・栄養所要量の普及・改定 ・国民栄養調査の実施 ・運動所要量の普及 ・健康増進施設認定制度の普及 ・健康増進施設利用料金の医療費控除 ・たばこ行動計画の普及 ・外食栄養成分表示の普及 ・心の健康づくり推進事業の普及 ・健康文化都市及び健康保養地の推進 ・健康情報ネットワークシステムの推進 ・健康づくりに関する研究の実施
［指針等］ ・健康づくりのための食生活指針（昭和60年） ・食品の栄養成分表示に関する報告（昭和61年） ・肥満とやせの判定表・図の発表（昭和61年） ・喫煙と健康問題に関する報告書（昭和62年）	［指針等］ ・健康づくりのための食生活指針（対象特性別： 　平成2年） ・外食栄養成分表示ガイドライン策定（平成2年） ・健康づくりのための運動指針（平成5年） 　（年齢対象別身体活動指針：平成9年） ・喫煙と健康問題に関する報告書（改定）（平成5年） ・健康づくりのための休養指針（平成6年） ・たばこ行動計画検討会報告書（平成7年） ・公共の場所における分煙のあり方検討会報告書 　（平成8年） ・食品の栄養成分表示（平成10年）

表2 健康づくり対策の変遷（その2）

第3次国民健康づくり対策 健康日本21・第1次
（平成12～24年）（21世紀における国民健康づくり運動）

[基本的な考え方]
1. 「1次予防」の重視と高度な生活の質の維持
2. 国民の保健医療水準の指標となる具体的目標を定め，これを達成するための諸施策を体系化した計画

[基本理念]
すべての国民が，健康で明るく元気に生活できる社会の実現を図るため，壮年死亡の減少，認知症や寝たきりにならない状態で生活できる期間（健康寿命）の延伸等を目標に，国民の健康づくりを総合的に推進する．

活動分野
①栄養・食生活
②身体活動・運動
③休養・こころの健康づくり
④たばこ
⑤アルコール
⑥歯の健康
⑦糖尿病
⑧循環器病
　（脳卒中，虚血性心疾患，心臓病など）
⑨がん

[指針等]
・第六次改定日本人の栄養所要量
　—食事摂取基準—（平成11年）
・食生活指針（平成12年）
・栄養士法の一部改正（平成12年）
　管理栄養士の定義，登録から免許制度
・健康増進法の公布（平成14年）
・日本人の食事摂取基準（2005年版）（平成16年）
・食育基本法（平成17年）
・食事バランスガイド（平成17年）
・健康づくりのための運動指針2006（平成18年）
・新健康フロンティア戦略アクション（平成19年）
・「特定健康診査・特定保健指導」（平成20年）
・日本人の食事摂取基準（2010年版）（平成21年）

表4 第4次国民健康づくり対策 健康日本21・第2次（平成25～34年）の主な目標

	項目	現状	目標
健康寿命・健康格差	健康寿命の延伸（日常生活に制限のない期間の平均の延伸）	男性 70.42年 女性 73.62年 （平成22年）	平均寿命の増加分を上回る健康寿命の増加（平成34年度）
	健康格差の縮小（日常生活に制限のない期間の平均の都道府県格差の縮小）	男性 2.79年 女性 2.95年 （平成22年）	都道府県格差の縮小（平成34年度）
がん	75歳未満のがんの年齢調整死亡率の減少（10万人当たり）	84.3（平成22年）	73.9（平成27年）
	がん検診の受診率の向上	胃がん 男性 36.6% 　　　　女性 28.3% 肺がん 男性 26.4% 　　　　女性 23.0% 大腸がん 男性 28.1% 　　　　女性 23.9% 子宮頸がん 女性37.7% 乳がん 女性39.1% （平成22年）	50% （胃がん，肺がん，大腸がんは当面40%）（平成28年度）
循環器疾患	脳血管疾患・虚血性心疾患の年齢調整死亡率の減少（10万人当たり）	脳血管疾患 男性 49.5，女性 26.9 虚血性心疾患 男性 36.9，女性 15.3 （平成22年）	脳血管疾患 男性 41.6，女性 24.7 虚血性心疾患 男性 31.8，女性 13.7 （平成34年度）
	高血圧の改善（収縮期血圧の平均値の低下）	男性 138mmHg 女性 133mmHg （平成22年）	男性134mmHg 女性129mmHg （平成34年度）
	脂質異常症の減少	総コレステロール240mg/dl以上の者の割合 男性 13.8% 女性 22.0% LDLコレステロール160mg/dl以上の者の割合 男性 8.3% 女性 11.7% （平成22年）	総コレステロール240mg/dl以上の者の割合 男性 10% 女性 17% LDLコレステロール160mg／dl以上の者の割合 男性 6.2% 女性 8.8% （平成34年度）
	メタボリックシンドロームの該当者及び予備群の減少	1,400万人 （平成20年度）	平成20年度と比べて25%減少（平成27年度）
	特定健康診査・特定保健指導の実施率の向上（糖尿病の項目でもある）	特定健康診査の実施率 41.3% 特定保健指導の実施率 12.3% （平成21年度）	特定健康診査の実施率 70%以上 特定保健指導の実施率 45%以上
糖尿病	合併症（糖尿病腎症による年間新規透析導入患者数）の減少	16,247人 （平成22年）	15,000人 （平成34年度）
	治療継続者の割合の増加	63.7%（平成22年）	75%（平成34年度）
	血糖コントロール指標におけるコントロール不良者の割合の減少（HbA1cがJDS値8.0%（NGSP値8.4%）以上の者の割合の減少）	1.2%（平成21年度）	1.0%（平成34年度）
	糖尿病有病者の増加の抑制	890万人 （平成19年）	1000万人 （平成34年度）
COPD	COPDの認知度の向上	25%（平成23年）	80%（平成34年度）

資料：厚生労働省「国民の健康の増進の総合的な推進を図るための基本的な方針」

表3 「健康日本21」最終評価（概要）について（一部抜粋）

最終評価の概要

全体の目標達成状況等の評価
9つの分野の全指標80項目のうち，再掲21項目を除く59項目の達成状況は次のとおり．Aの「目標値に達した」とBの「目標値に達していないが改善傾向にある」を合わせ，全体の約6割で一定の改善がみられた．

評価区分（策定時*の値と直近値を比較）	該当項目数（割合）
A 目標値に達した	10項目（16.9%）
B 目標値に達していないが改善傾向にある	25項目（42.4%）
C 変わらない	14項目（23.7%）
D 悪化している	9項目（15.3%）
E 評価困難	1項目（ 1.7%）
合計	59項目（100.0%）

*中間評価時に設定された指標については，中間評価時の値と比較

【主なもの】
A：メタボリックシンドロームを認知している国民の割合の増加，高齢者で外出について積極的態度をもつ人の増加，80歳で20歯以上・60歳で24歯以上の自分の歯を有する人の増加 など
B：食塩摂取量の減少，意識的に運動を心がけている人の増加，喫煙が及ぼす健康影響についての十分な知識の普及，糖尿病やがん検診の促進 など
C：自殺者の減少，多量に飲酒する人の減少，メタボリックシンドロームの該当者・予備群の減少，高脂血症の減少 など
D：日常生活における歩数の増加，糖尿病合併症の減少 など
E：健診・保健指導の受診者数の向上（平成20年からの2ヶ月のデータに限定されるため）

5．健やか親子21

21世紀の母子保健の重要な取り組みを示し国民運動計画として「健康日本21」と併行するもので、2001（平成13）年から2014（平成26）年を計画期間としている。

最終評価は2013（平成25）年11月に最終評価報告書が公表された。その内容は表5の通りであり、その

表5　健やか親子21最終評価結果

評価区分（策定時*の値と直近値を比較）		該当項目数（割合）
改善した	A　目標を達成した	20項目（27.0%）
	B　目標に達していないが改善した	40項目（54.1%）
C　変わらない		8項目（10.8%）
D　悪くなっている		2項目（2.7%）
E　評価できない		4項目（5.4%）

*中間評価時に設定された指標については，中間評価時の値と比較

結果に基づいて、「健やか親子21（第2次）」についての計画の基本的な考え方等は、平成25年11月に取りまとめた最終評価報告書で示された今後の課題や提言をもとに、27年度から始まる「健やか親子21（第2次）」について、6回に亘る検討会で議論を進め、26年3月に検討会報告書を取りまとめた（「健やか親子21（第2次）」について検討会報告書）。指標の設定は、下記の4つの観点から行った。

・今まで努力したが達成（改善）できなかったもの（例：思春期保健対策）
・今後も引き続き維持していく必要があるもの（例：乳幼児健康診査事業等の母子保健水準の維持）
・21世紀の新たな課題として取り組む必要のあるもの（例：児童虐待防止対策）
・改善したが指標から外すことで悪化する可能性のあるもの（例：喫煙・飲酒対策）

6．特定健康診査・特定保健指導の概要

1）医療制度改革と特定健康診査・特定保健指導

健診は、自覚症状の無い疾病または自覚症状の無い段階で早期に危険因子や疾病を発見する有力な二次予防手段である。しかし、これまでの健診事業には、検査結果の蓄積体制が不十分であること、検査項目の科学的根拠に基づいた見直しや精度管理が不十分であること、また、精度管理、健診前後の保健指導の不徹底などの点に課題があった。これらを踏まえ、今後の健診・保健指導の在り方を含んだ生活習慣病対策全般に亘る方向性が、平成17年9月に厚生科学審議会地域保健健康増進栄養部会において取りまとめられた（今後の生活習慣病対策の推進について（中間取りまとめ））。

平成20年度に開始された医療制度改革においては、17年12月に取りまとめられた医療制度改革大綱の中で、生活習慣病の予防は国民健康の確保の上で重要であるのみならず、治療に要する医療費の減少にも資することとなるとされたように、生活習慣病対策の推進が重要な要素となっている。

そのための具体的な取り組みとして、前述の中間取りまとめを踏まえ、医療保険者に、40～74歳の被保険者・被扶養者に対する生活習慣病の予防に着目した特定健康診査・特定保健指導の実施が義務付けられた（図1）。

従来の老人保健事業では、個別疾患の早期発見・治療が主な目的であったが、医療保険者が実施する特定健康診査・特定保健指導では、血圧・血糖・脂質等に関する健康診査の結果から生活習慣の改善が特に必要な者を抽出して、医師、保健師、管理栄養士等が、生活習慣の改善のための指導を実施することにより、生活習慣病を予防することを目的としている[4]。

7．食育基本法の制定

この法律は2005（平成17）年6月17日制定されたもので、食育の基本概念や方向性を示し、国、地方公共団体及び国民の食育の推進に関する取り組みを総合的かつ計画的に行うためのものであ

る[2,9,10]。

食育推進についての法律は世界的にもめずらしい、といわれているが、この法律は、小泉純一郎総理大臣の思い入れと信念で実現されたものである（表6）。

総理が初入閣されたのは竹下登内閣で、1987（昭和62）年11月厚生大臣としてである。

就任早々に「人間の健康を国民の健康管理の責任官庁である厚生省という立場で考えた場合においては、"医食同源"という言葉もあり"食"の問題が一番大切と考える。食の問題についてはいろいろな考え方を持っている人がいるので、この道の関係者を集めて懇談会を開いたらどうか」とのご意向があり、「食を考える懇談会」を小職が所管課である健康増進栄養課の栄養指導官として企画、運営、取りまとめを行った。

1989（平成元）年5月～8月まで4回実施し、16名（医師、ジャーナリスト、料理研究家、職能団体の代表者ら）の専門家に参加していただき、懇談内容は「食育時代の食を考える」[11]として出版し、多くの反響を得た。

折角の機会であったので最終回には小職が性・年齢・身長データから個々人の日常摂取すべき栄養量を充

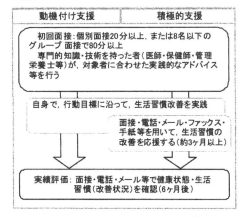

特定健康診査

特定健康診査は、メタボリックシンドローム（内臓脂肪症候群）に着目した健診で、以下の項目を実施する。

基本的な項目	○質問票（服薬歴、喫煙歴等）○身体計測（身長、体重、BMI、腹囲）○血圧測定　○理学的検査（身体診察）○検尿（尿糖、尿蛋白）○血液検査　・脂質検査（中性脂肪、HDLコレステロール、LDLコレステロール）・血糖検査（空腹時血糖またはHbA1c）・肝機能検査（GOP、GPT、γ-GTP）
詳細な健診項目	※一定の基準の下、医師が必要と認めた場合に実施　○心電図　○眼底検査○貧血検査（赤血球、血色素量、ヘマトクリット値）

特定保健指導

特定健康診査の結果から、生活習慣病の発症リスクが高く、生活習慣の改善による生活習慣病の予防効果が多く期待できる者に対して、生活習慣を見直すサポートをする。

特定保健指導には、リスクの程度に応じて、動機付け支援と積極的支援がある（よりリスクが高い方が積極的支援）

動機付け支援	積極的支援

初回面接：個別面接20分以上、または8名以下のグループ面接で80分以上
専門的知識・技術を持った者（医師・保健師・管理栄養士等）が、対象者に合わせた実践的なアドバイス等を行う

自身で、行動目標に沿って、生活習慣改善を実践

面接・電話・メール・ファックス・手紙等を用いて、生活習慣の改善を応援する（約3ヶ月以上）

実績評価：面接・電話・メール等で健康状態・生活習慣（改善状況）を確認（6ヶ月後）

図1　特定健康診査・特定保健指導の概要
2008（平成20）年4月から

たしたメニューを考案し、省内のレストラン「シダックス」で調製してもらい、会席膳に栄養成分表示等のしおりを添えて提供し、非常にわかりやすい、と好評を得た。

この好機を逸すること無く引き続き「知事による健康サミット」を5年続けて行った。

昼食を含めて3時間とし、毎年5知事から健康づくりの実態をご披露いただき大変に有益であった。

昼食は懇談会同様の企画であったが、全国からの参加に合わせて各県の持参品を使用したので特に評価が高かった。1ヶ所2品として大臣等厚生省幹部を含めると20品程度となり使用食材は40品位となった。当時は、食生活指針で1日30食品を推奨していたのでフードモデルとしての価値も高い、と評された。

出身地の特産品は、郷愁と地産地消の考え方を深めていただけると考えた。

併せて同時期には毎日新聞社から毎年3頁の提供を5年間いただいて食にかかわる厚生大臣談話、関連記事等を掲載し、国民への情報提供ができた。

栄養成分表示については、厚生省食堂でも導入していただき、日本栄養士会への委託事業として各都道府県栄養士会の活動により普及啓発をしていただいた。

これらの実績等も踏まえて近々には国としての栄養成分表示について、消費者庁を所管として方向性が示される。小泉総理は、橋本龍太郎総理の時に2度（3期）目の厚生大臣として入閣され、その時にも食の検討会を開催され、以降総理大臣に就任されてからは2度の所信表明演説の中で「食育基本法」制定の必要性を述べられ、2005（平成17）年に夢をかなえられた（表6）。

表6 小泉純一郎内閣総理大臣による「食育基本法」制定のあゆみ

総理大臣 経過　　(内閣)	竹下内閣 昭62.11.6-平元6.2	宇野内閣 平元6.3-8.9	橋本内閣 平8.1.11-10.7.29	小泉内閣 平13.4.26-18.9.26
大臣就任	厚生大臣 （初入閣）	厚生大臣	厚生大臣	内閣総理大臣 （2度に亘って所信表明 演説で主張）
懇談会実施	「食を考える懇談会」 平元5-8月 委員16人×4回			
検討会実施			「21世紀の栄養・ 食生活のあり方」 H9.1-3月 委員13人×3回	
会の内容公表出版 （所管課・栄養課監修）	「食育時代の食を考える」 平5.11.20発刊		「21世紀の栄養・ 食生活のあり方」 平9.6.27発刊	
法律制定				「食育基本法」制定 H17.6.17

8．おわりに

戦後、平和憲法下で戦争の無い平和で安心して暮らせる経済的にも豊かな社会での国民生活が70年も経過すると人口構成、疾病構造に大きな変化が見られることが判明し、国の対応策も実証することができた。

人口構成では、終戦時の男女共に平均寿命は50歳台であったものが80歳台となって、少子高齢化が進行し、疾病構造では結核等伝染性疾患からがん、心疾患、脳血管疾患、糖尿病等の長期慢性疾患としての生活習慣病多発時代となっている。

それらの疾病と栄養源としての食糧事情とを関連付けると〈貧食・伝染病時代〉から、〈飽食・生活習慣病時代〉となっている。

疾病特性から見ると、伝染病は病原菌から開放されると元の身体に戻れる可能性があるが、生活習慣病は無自覚のまま進行し、発見された時には重症化していて完治も困難なケースもあり、QOL（生命・生活の質）の低下、医療費の増大等ももたらしている。

このようなことは、わが国では有史以来初体験となっている。

そこで、それらの社会現象に関わる国の対応策について取りまとめてみた。

施策の施行については、根拠となる法律、制度等の整備と構想が必要となるが、わが国の基本的な考え方は次の通りである。

ア．関係法律、制度には自己責任を規定している（なお、自己責任については、健康増進法第2〜4条に、国民の責務、国及び地方公共団体の責務、健康増進事業実施者の責務が記され、もし健康の増進に努めないと、責任に付帯する制裁は行わないが、努めるべく強く勧告する意を表している）

イ．自分の健康は、自分でつくることを奨励している

ウ．施策の施行にあたっては、実施期間を設け、実態把握データに基づいて改善目標値を設定し、中間評価、最終評価を行って達成率で評価する方式を基本としている

エ．厚生行政組織の強化

①がん対策基本法（平成19年施行）とそれに基づくがん対策推進基本計画（平成24～28年度）

②栄養指導官の新設（平成元年・小職が初代）

③栄養指導室の新設（平成25年）

戦後の70年は、国の推移に従って先進国としてのモデルを模索した時代と位置づけることができる。

文献

1．清水忠彦，佐藤拓代編．わかりやすい公衆衛生学第3版．東京：ヌーヴェルヒロカワ，2014
2．厚生労働統計協会．国民衛生の動向 2014/2015．東京：厚生労働統計協会，2014
3．原正俊．「栄養学」・「栄養士」探求．華学園栄養専門学校研究紀要 2012；（1）:2-5
4．原正俊．栄養改善と共に進行した人口の高齢化と生活習慣病発症の検討と予防対策．華学園栄養専門学校研究紀要 2014;3（1）:1-7
5．山口蒼生子，神田晃，金子俊．食事調査法・評価とまとめ方．東京：家政教育社，2004
6．内藤周幸．高脂血症と動脈硬化症．健康運動指導士養成講習会テキストⅡ．p.85-99，東京：健康・体力づくり事業財団，2002
7．Kato M,Takahashi Y,Matsushita Y,et al. Diabetes mellitus defined by hemoglobin A1c value: Risk characterization for incidence among Japanese subjects in the JPHC Diabetes Study. J Diabetes Invest 2011;2（5）:359-365
8．野田光彦,門脇孝．診療ガイドラインレビュー糖尿病．日本内科学会雑誌創立100周年記念号 2002;91（4）:180-189
9．Kanda A."Shoku-iku" (food education) :its widespread influence in the state of nutritional affairs in Japan.Nutr Today 2011;6（2）:99-100
10．Hara M.State of health in Japan and nutrient shortfall. Evidence-based nutrition: research on walnuts and health. Scientific Advisory Council Meeting, CWCSAC Press Conference, Tokyo,2014（DVD）
11．厚生労働省 医療局 健康増進課監，原正俊，砂田登志子著．食育時代の職を考える．東京：中央法規出版，1993

食事摂取基準2015年版の概要と今後の課題

原　正俊

（『華学園栄養専門学校研究紀要』第5巻第1号、2016年12月30日、総説より引用）

1．はじめに

食事摂取基準は、過去には栄養所要量として国が策定していたもので、国民の健康を支えるためのガイドラインとして栄養専門職である管理栄養士・栄養士が教育・実践の場等で活用するものである[1]。

本基準では摂取すべき33種（表2）のエネルギー及び栄養素量を定めているが策定については食事療法に関係の深い学会の専門医を含む100人以上の研究者・協力者によって直接引用文献1,857の参考文献と関連論文数万編とを吟味された最新のデータが集約されたものであり、過去に厚生労働省の栄養指導官として本件の4次・5次改定に加わった者[2]として関係者の労苦を称え、国民の健康増進に寄与されることを切に期待している。

そのため小論では、歴史、行政での位置づけ・2015年版の概要等についてまとめ、関係者の活用を縁とする。

2．わが国に於ける食事摂取基準（栄養所要量）の歴史

日本人に必要な熱量・栄養素摂取量の設定は、国立栄養研究所（現・国立研究開発法人医薬基盤・健康・栄養研究所）初代所長であった佐伯 矩博士著の「栄養」1926（大正15）年には試みられているが、1887（明治20）年まで遡るという考え方もあるとも紹介されている[3,4]。

その後、1941（昭和16）年には厚生科学研究所国民栄養部が「日本人栄養要求量基準」を作成、1945（昭和20）年の終戦翌年から1984（昭和54）年迄については表1の資料（東京大学大学院医学系研究科 社会予防疫学分野 佐々木 敏教授、食生活Vol.108,No.11）に示す。

1969（昭和44）より行政所轄が厚生省（現・厚生労働省）となり、体位の変化・研究成果等を参考として5年毎に改定することとし今日に至っている。初回改定を第1次改定として順次改定回数を示し、小職は第4次・第5次改定に行政担当者として関与したが、4次改定では、高齢化の進行に併せ若年層より個人差が多くみられることから年齢幅を小さくすること（60・70歳代を5歳刻み）で特徴づけたが、1999（平成11）年の第6次改定では、欠乏症の予防だけでなく、過剰栄養の予防にも配慮が必要となり「食事摂取基準の概念」（確率論）が導入された[5,6,7]。

そして、次の改定からは「日本人の食事摂取基準（2005年版）と改名され、続いて「2010年版」、此度の「2015年版」へと続いている。

表1　戦後における食事摂取基準（栄養所要量）の流れ[2]

発表年次	1946[1] （昭和21）	1952[2] （昭和27）	1960[3] （昭和35）	1969[3] （昭和44）	1975[3] （昭和50）	1979[3] （昭和54）	1984[4] （昭和59）
摘　要	平均 所要量	昭和25年 人口による 基準量	昭和45年 目途 基準量	昭和50年 目途 基準量	昭和55年 推定平均 所要量	昭和60年 推定平均 所要量	昭和65年 推定平均 所要量
熱　量(kcal)	2,150	2,180	2,200	2,150	2,100	2,000	2,000
タンパク質(g)	75	73＊	71	70	70	65	65
脂　肪(g)	25	＊＊	—	48	—	—	—
カルシウム(g)	1	1.0	0.6	0.610	0.7	0.7	0.6
鉄(mg)	10	10	10	11	11	11	11
食　塩(g)	15	13	13	—	—	＊＊＊	＊＊＊
ビタミンA(IU)	2,000	3,700	1,900	2,000	1,800	1,800	1,800
ビタミンB$_1$(mg)	1	1.2	1.2	1.0	0.9	0.8	0.8
ビタミンB$_2$(mg)	1	1.2	1.2	1.1	1.1	1.1	1.1
ナイアシン(mg)	—	12	12	—	14	13	13
ビタミンC(mg)	45	60	63	50	50	50	50
ビタミンD(IU)	—	400	400	—	200	150	150

```
＊　　　動物性タンパク質は全タンパク質の30％以上.
＊＊　　脂肪30％を目標とする.
＊＊＊　食塩摂取量10g以下にすることが望ましい.
1）国民食糧及び栄養対策審議会資料（昭和22年4月）による.
2）総理府資源調査会報告「日本人の栄養基準量」（昭和29年1月）による.
3）厚生省公衆衛生局栄養課編（栄養審議会，公衆衛生審議会答申）による.
4）厚生省保健医療局健康増進栄養課編（公衆衛生審議会答申）による.
```

3．食事摂取基準策定の法的根拠と改定に関わる厚生労働省健康局長通知

　厚生労働大臣は、健康増進法（平成14年法律103号）第30条の２第１項の規定に基づき、生涯にわたる国民の栄養摂取の改善に向けた自主的な努力を促進するため、国民健康・栄養調査その他の健康の保持増進に関する調査及び研究の成果を分析し、その分析の結果を踏まえ、食事による栄養摂取の基準（以下「食事摂取基準」という）を定めるものとされており、「2015年版」については、当該年度の策定検討会を踏まえ、食事摂取基準を改正する、として平成27年３月31日付で各都道府県知事・保健所設置市長・特別区長宛に通知され、徹底が図られている。

4．日本人の食事摂取基準（2015年版）の概要

　通知内容は、１策定の目的、２使用期間、３策定方針、４策定の基本的事項、５活用に関する基本的事項、６対象特性、生活習慣病とエネルギー・栄養素との関連、及び７策定した食事摂取基準から成っているが、小論では、３、４、５、７について論文の通し番号として引用し、他は厚生労働省のウェブサイトでデータファイルが公開されている[9]のでそれに譲る。

　なお、策定の基本的事項の詳細については「日本人の食事摂取基準（2015年版）」策定検討会ワーキンググループ　佐々木　敏座長の資料10）に詳しいので、以下に文献・参考：策定の基本的事項と活用の範囲として引用する。

（1）　策定方針

　・日本人の食事摂取基準（2015年版）では、策定目的として、生活習慣病の発症予防とともに、重症化予防を加えた（図１）。

　・対象については、健康な個人並びに集団とし、高血圧、脂質異常、高血糖、腎機能低下に関して保健指導レベルにある者までを含むものとした。

　・科学的根拠に基づく策定を行うことを基本とし、現時点で根拠は十分ではないが、重要な課題については、研究課題の整理も行うこととした。

（2）　策定の基本的事項について

①指標

　１歳以上について基準を策定した栄養素を設定した指標を表２に示した。

②参照体位

　従前は、基準体位と表現していたが、望ましい体位ということではなく、日本人の平均的な体位であることから、その表現を参照体位と改めた（表３）。

（3）　活用に関する基本的事項について

　健康な個人又は集団を対象として、健康の保持・増進、生活習慣病の予防のための食事改善に、食事摂取基準を活用する場合は、PDCAサイクル[8]に基づく活用を基本とし（図２）、各プロセスの実際について分かりやすく図で示し

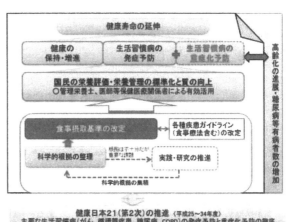

図１　日本人の食事摂取基準（2015年版）策定の方向性

た。特に活用においては、食事摂取状況のアセスメントに基づき評価を行うこととし、活用上の留意点についての詳細を示した。

(4) 策定した食事摂取基準から目標とするBMIの範囲及び参考表について

成人期を3区分し、目標とするBMIの範囲を示したのが表4-1である。BMIは男女共通で、あくまでも参考として使用すべきである。観察疫学研究において報告された総死亡率が最も低かったBMIを基に、疾患別の発症率とBMIとの関連、死因とBMIとの関連、

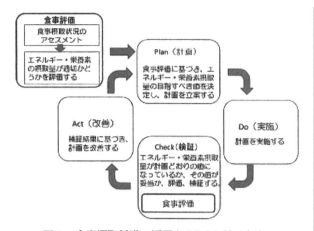

図2 食事摂取基準の活用とPDCAサイクル[8]

日本人のBMIの実態に配慮し、総合的に判断し目標とする範囲が設定された。70歳以上では、総死亡率が最も低かったBMIと実態との乖離が見られるため、虚弱の予防及び生活習慣病の予防の両者に配慮する必要があることも踏まえ、当面目標とするBMIの範囲を21.5〜24.9としたものである。

また、参考表として示した推定エネルギー必要量は、エネルギー消費量から接近する方法の一つとして算出された値となる(表4-2)。70歳以上の値は、主として70〜75歳ならびに自由な生活を営んでいる対象者に基づく報告から算定した。妊婦(付加量)は、妊婦個々の体格や妊娠中の体重増加量、胎児の発育状況の評価を行うことが必要である。活用に当たっては、食事摂取状況のアセスメント、体重及びBMIの把握を行い、エネルギーの過不足は、体重の変化またはBMIを用いて評価することとされている。身体活動レベルⅠの場合、少ないエネルギー消費量に見合った少ないエネルギー摂取量を維持することになるため、健康の保持・増進の観点からは、身体活動量を増加させる必要があることとされている。

これに対してエネルギー収支の結果は、表5に示すように、体重の変化やBMIとして現れることを考えると、体重の変化やBMIを把握することで、エネルギー収支の概要を知ることができる。各栄養素の範囲については、おおむねの値を示したものであり、生活習慣病の予防や高齢者の虚弱の予防の観点からは、弾力的に運用することとされる。括弧内の中央値は、範囲の中央値を示したものであり、最も望ましい値を示すものではないとされる。脂質については、その構成成分である飽和脂肪酸など、質への配慮を十分に行う必要があるものである。炭水化物の目標量については、アルコールを含むが、アルコールの摂取を勧めるものではないこと、また、食物繊維の目標量を十分に注意することが記されている。

表2　基準を策定した栄養素を設定した指標（1歳以上）*1

栄　養　素			推定平均 必要量(EAR)	推奨量 (RDA)	目安量 (AI)	耐容上限量 (UL)	目標量 (DG)
たんぱく質			○	○	―	―	○ 2
脂　質	脂　質		―	―	―	―	○ 2
	飽和脂肪酸		―	―	―	―	○
	n-6 系脂肪酸		―	―	○	―	―
	n-3 系脂肪酸		―	―	○	―	―
炭水化物	炭水化物		―	―	―	―	○ 2
	食物繊維		―	―	―	―	○
エネルギー産生栄養素バランス*2			―	―	―	―	○
ビタミン	脂溶性	ビタミンA	○	○	―	○	―
		ビタミンD	―	―	○	○	―
		ビタミンE	―	―	○	○	―
		ビタミンK	―	―	○	―	―
	水溶性	ビタミンB₁	○	○	―	―	―
		ビタミンB₂	○	○	―	―	―
		ナイアシン	○	○	―	○	―
		ビタミンB₆	○	○	―	○	―
		ビタミンB₁₂	○	○	―	―	―
		葉　酸	○	○	―	○ 3	―
		パントテン酸	―	―	○	―	―
		ビオチン	―	―	○	―	―
		ビタミンC	○	○	―	―	―
ミネラル	多量	ナトリウム	○	―	―	―	○
		カリウム	―	―	○	―	○
		カルシウム	○	○	―	○	―
		マグネシウム	○	○	―	○ 3	―
		リン	―	―	○	○	―
		鉄	○	○	―	○	―
	微量	亜　鉛	○	○	―	○	―
		銅	○	○	―	○	―
		マンガン	―	―	○	○	―
		ヨウ素	○	○	―	○	―
		セレン	○	○	―	○	―
		クロム	―	―	○	―	―
		モリブデン	○	○	―	○	―

*1 一部の年齢階級についてだけ設定した場合も含む．*2 たんぱく質，脂質，炭水化物（アルコール含む）が，エネルギー摂取量に占めるべき割合（％エネルギー）．*3 通常の食品以外からの摂取について定めた．

表3　参照体位（参照身長、参照体重）[*1]

性　別	男　性		女　性[*2]	
年　齢	参照身長 （cm）	参照体重 （kg）	参照身長 （cm）	参照体重 （kg）
0〜5（月）	61.5	6.3	60.1	5.9
6〜11（月）	71.6	8.8	70.2	8.1
6〜8（月）	69.8	8.4	68.3	7.8
9〜11（月）	73.2	9.1	71.9	8.4
1〜2（歳）	85.8	11.5	84.6	11.0
3〜5（歳）	103.6	16.5	103.2	16.1
6〜7（歳）	119.5	22.2	118.3	21.9
8〜9（歳）	130.4	28.0	130.4	27.4
10〜11（歳）	142.0	35.6	144.0	36.3
12〜14（歳）	160.5	49.0	155.1	47.5
15〜17（歳）	170.1	59.7	157.7	51.9
18〜29（歳）	170.3	63.2	158.0	50.0
30〜49（歳）	170.7	68.5	158.0	53.1
50〜69（歳）	166.6	65.3	153.5	53.0
70以上（歳）	160.8	60.0	148.0	49.5

[*1] 0〜17歳は，日本小児内分泌学会，日本成長学会合同標準値委員会による小児の体格評価に用いる身長，体重の標準値をもとに，年齢区分に応じて，当該月齢並びに年齢階級の中央時点における中央値を引用した．ただし，公表数値が年齢区分と合致しない場合は，同様の方法で算出した値を用いた．18歳以上は，平成22年，23年国民健康・栄養調査における当該の性及び年齢階級における身長，体重の中央値を用いた．[*2] 妊婦，授乳婦を除く．

表4-1　目標とするBMIの範囲（18歳以上）

年齢（歳）	目標とするBMI（kg/m²）
18〜49	18.5〜24.9
50〜69	20.0〜24.9
70以上	21.5〜24.9

表4-2　参考表：推定エネルギー必要量（kcal/日）

性　別	男　性			女　性		
身体活動レベル[*1]	I	II	III	I	II	III
0〜5（月）	—	550	—	—	500	—
6〜8（月）	—	650	—	—	600	—
9〜11（月）	—	700	—	—	650	—
1〜2（歳）	—	950	—	—	900	—
3〜5（歳）	—	1,300	—	—	1,250	—
6〜7（歳）	1,350	1,550	1,750	1,250	1,450	1,650
8〜9（歳）	1,600	1,850	2,100	1,500	1,700	1,900
10〜11（歳）	1,950	2,250	2,500	1,850	2,100	2,350
12〜14（歳）	2,300	2,600	2,900	2,150	2,400	2,700
15〜17（歳）	2,500	2,850	3,150	2,050	2,300	2,550
18〜29（歳）	2,300	2,650	3,050	1,650	1,950	2,200
30〜49（歳）	2,300	2,650	3,050	1,750	2,000	2,300
50〜69（歳）	2,100	2,450	2,800	1,650	1,900	2,200
70以上（歳）	1,850	2,200	2,500	1,500	1,750	2,000
妊婦（付加量）　初期				+50	+50	+50
中期				+250	+250	+250
後期				+450	+450	+450
授乳婦（付加量）				+350	+350	+350

[*1] 身体活動レベルは，低い，ふつう，高いの3つのレベルとして，それぞれI，II，IIIで示した．

表5　エネルギー産生栄養素バランス（％エネルギー）

目標量（中央値）（男女共通）				
年齢等	たんぱく質	脂　　質		炭水化物
		脂　質	飽和脂肪酸	
0〜11（月）	―	―		―
1〜17（歳）	13〜20（16.5）	20〜30（25）	―	50〜65（57.5）
18〜69（歳）	13〜20（16.5）	20〜30（25）	7以下	50〜65（57.5）
70以上（歳）	13〜20（16.5）	20〜30（25）	7以下	50〜65（57.5）

5．策定の基本的事項と活用の範囲[10)]

1）　策定の基本的事項

（1）　指標の概要

a．エネルギーの指標

　エネルギーについては、エネルギーの摂取量及び消費量のバランス（エネルギー収支バランス）の維持を示す指標として、BMIを採用することとした。このため、成人における観察疫学研究において報告された総死亡率が最も低かったBMIの範囲、日本人のBMIの実態などを総合的に検証し、目標とするBMIの範囲を提示した。なお、BMIは、健康の保持・増進、生活習慣病の予防、さらには高齢による虚弱を回避するための要素の一つとして扱うことに留めるべきである。

　なお、エネルギー必要量については、無視できない個人間差が要因として多数存在するため、性・年齢階級・身体活動レベル別に単一の値として示すのは困難であるが、エネルギー必要量の概念は重要であること、目標とするBMIの提示が成人に限られていること、エネルギー必要量に依存することが知られている栄養素の推定平均必要量の算出に当たってエネルギーの必要量の概数が必要となることなどから、参考資料としてエネルギー必要量の基本的事項や測定方法、推定方法を記述すると共に、併せて推定エネルギー必要量を参考表として示すこととした。

b．栄養素の指標

　推定平均必要量（estimated average requirement. EAR）　ある対象集団において測定された必要量の分布に基づき、母集団（例えば、30〜49歳の男性）における必要量の平均値の推定値を示すものとして「推定平均必要量」を定義する。つまり、当該集団に属する50％の人が必要量を満たす（同時に、50％の人が必要量を満たさない）と推定される摂取量として定義される。

　推定平均必要量は、摂取不足の回避が目的だが、ここでいう「不足」とは、必ずしも古典的な欠乏症が生じることだけを意味するものではなく、その定義は栄養素によって異なる。

　推奨量（recommended dietary allowance: PDA）　ある対象集団において測定された必要量の分布に基づき、母集団に属するほとんどの人（97〜98％）が充足している量として「推奨量」を定義する。推奨量は、推定平均必要量が与えられる栄養素に対して設定され、推定平均必要量を用いて算出される。

　推奨量は、実験等において観察された必要量の個人間変動の標準偏差を、母集団における必要量の個人間変動の標準偏差の推定値として用いることにより、理論的には、（推定必要量の平均値＋2×推定必要量の標準偏差）として算出される。しかし、実際には推定必要量の標準偏差が実験から正確に与えられることはまれである。そのため、多くの場合、推定値を用いざるを得ない。

　したがって、

推奨量＝推定平均必要量×（1＋2×変動係数）＝推定平均必要量×推奨量算定係数

として、推奨量を求めた。

目安量（adequate intake: AI）　特定の集団における、ある一定の栄養状態を維持するのに十分な量として「目安量」を定義する。十分な科学的根拠が得られず「推定平均必要量」が算定できない場合に算定するものとする。実際には、特定の集団において不足状態を示す人がほとんど観察されない量として与えられる。基本的には、健康な多数の人を対象として、栄養素摂取量を観察した疫学的研究によって得られる。

目安量は、次の三つの概念のいずれかに基づく値である。どの概念に基づくものであるかは、栄養素や性・年齢階級によって異なる。

①特定の集団において、生体指標等を用いた健康状態の確認と当該栄養素摂取量の調査を同時に行い、その結果から不足状態を示す者がほとんど存在しない摂取量を推測し、その値を用いる場合：対象集団で不足状態を示す人がほとんど存在しない場合には栄養素摂取量の中央値を用いる。

②生体指標等を用いた健康状態の確認ができないが、健康な日本人を中心として構成されている集団の代表的な栄養素摂取量の分布が得られる場合：栄養素摂取量の中央値を用いる。

③母乳で保育されている健康な乳児の摂取量に基づく場合：母乳中の栄養素濃度と哺乳量との積を用いる。

耐容上限量（tolerable upper intake level: UL）　健康障害をもたらすリスクがないとみなされる習慣的な摂取量の上限を与える量として「耐容上限量」を定義する。これを超えて摂取すると、過剰摂取によって生じる潜在的な健康障害のリスクが高まると考える。

理論的には、「耐容上限量」は、「健康障害が発現しないことが知られている習慣的な摂取量」の最大値（健康障害非発現量、no observed adverse effect level: NOAEL）と「健康障害が発現したことが知られている習慣的な摂取量」の最小値（最低健康障害発現量、lowest observed adverse effect level: LOAEL）との間に存在する。しかし、これらの報告は少なく、特殊な集団を対象としたものに限られること、さらには、動物実験やin vitroなど人工的に構成された条件下で行われた実験で得られた結果に基づかねばならない場合もあることから、得られた数値の不確実性と安全の確保に配慮して、NOAELまたはLOAELを「不確実性因子」（uncertain factor: UF）で除した値を耐容上限量とした。具体的には、基本的に次のようにして耐容上限量を算定した。

・ヒトを対象として通常の食品を摂取した報告に基づく場合：UL＝NOAEL＋UF
（UFには1から5の範囲で適当な値を用いた）

・ヒトを対象としてサプリメントを摂取した報告に基づく場合、又は、動物実験やin vitroの実験に基づく場合：UL＝LOAEL＋UF（UFには10を用いた）

目標量（tentative dietary goal for preventing lifestyle related diseases: DG）　生活習慣病の予防を目的として、特定の集団において、その疾患のリスクや、その代理指標となる生体指標の値が低くなると考えられる栄養状態が達成できる量として算定し、現在の日本人が当面の目標とすべき摂取量として「目標量」を設定する。これは、疫学研究によって得られた知見を中心とし、実験栄養学的な研究による知見を加味して策定されるものである。しかし、栄養素摂取量と生活習慣病のリスクとの関連は連続的であり、かつ、閾値が存在しない場合が多い。このような場合には、好ましい摂取量とて、ある値又は範囲を提唱することは困難である。そこで、諸外国の食事摂取基準や疾病予防ガイドライン、現在の日本人の摂取量・食品構成・嗜好などを考慮し、実行可能性を重視して設定することにした。目標量を理解するための概念図を図3に示す。

各栄養素の特徴を考慮して次の3種類の算定方法を用いた。

・望ましいと考えられる摂取量よりも現在の日本人の摂取量が少ない場合：範囲の下の値だけを算定する。食物繊維とカリウムが相当する。これらの値は、実現可能性を考慮し、望ましいと考えられる摂取量と現在の摂取量(中央値)との中間値を用いた。小児については、目安量で用いたものと同じ外挿方法(参照体重を用いる)方法を用いた。ただし、この方法で算出された摂取量が現在の摂取量(中央値)よりも多い場合は、現在の摂取量(中央値)を目標量とした。

・望ましいと考えられる摂取量よりも現在の日本人の摂取量が多い場合：範囲の上の値だけを算定する。飽和脂肪酸、ナトリウム(食塩相当量)が相当する。こ

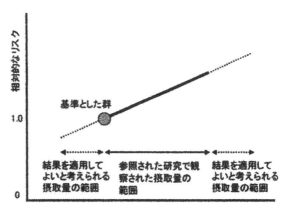

栄養素摂取量と生活習慣病のリスクとの関連は連続的であり，かつ，閾値が存在しない場合が多い．関連が直線的で閾値のない典型的な例を図に示した．実際には，不明確ながら閾値が存在すると考えられるものや関連が曲線的なものも存在する．

図3　目標量を理解するための概念図

れらの値は、最近の摂取量の推移と実現可能性を考慮して算定した。小児のナトリウム(食塩相当量)については、推定エネルギー必要量を用いて外挿し、実現可能性を考慮して算定した。

・生活習慣病の予防を目的とした複合的な指標：構成比率を算定する。エネルギー産生栄養素バランス(たんぱく質、脂質、炭水化物(アルコールを含む)が、総エネルギー摂取量に占めるべき割合)が相当する。

c. 食事摂取基準の各指標を理解するための概念

推定平均必要量や耐容上限量などの指標を理解するための概念図を示す(図4)。この図は、習慣的な摂取量と摂取不足又は過剰摂取に由来する健康障害のリスク、すなわち、健康障害が生じる確率との関係を概念的に示している。この概念を集団に当てはめると、摂取不足を生じる人の割合又は過剰摂取によって健康障害を生じる人の割合を示す図として理解することもできる。

縦軸は、個人の場合は不足又は過剰によって健康障害が生じる確率を、集団の場合は不足状態にある人又は過剰摂取によって健康障害を生じる者の割合を示す。

不足の確率が推定平均必要量では0.5(50%)あり、推奨量では0.02〜0.03(中間値として0.025)(2〜3%又は2.5%)あることを示す。耐容上限量以上を摂取した場合には過剰摂取による健康障害が生じる潜在的なリスクが存在することを示す。そして、推奨量と耐容上限量との間の摂取量では、不足のリスク、過剰摂取による健康障害が生じるリスク共に0(ゼロ)に近いことを示す。

目安量については、推定平均必要量並びに推奨量と一定の関係を持たない。しかし、推奨量と目安量を同時に算定することが可能であれば、目安量は推奨量よりも大きい(図4では右方)と考えられるため、参考として付記した。

目標量は、ここに示す概念や方法とは異なる性質のものであることから、ここには図示できない。

2）　活用の範囲

　食事摂取基準は、日本国民老若男女の保健・医療・介護福祉等の各分野で栄養専門職種が活用する資料[11,12]で、活用範囲は次のようである。

　1　食品栄養成分表示

　2　食事バランスガイド[13]

　3　集団給食施設の栄養管理：学校・病院・施設等

　4　特定健診・保健指導

　5　その他

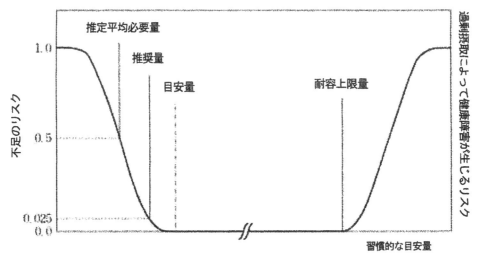

図4　食事摂取基準の各指標（推定平均必要量、推奨量、目安量、耐容上限量）を理解するための概念図

6．おわりに

　国民の栄養を支えるためのガイドラインとしての食事摂取基準は栄養専門職のバイブルである。

　特に此度の「2015年版」については、多くの文献等を探求され広範なエビデンスを活用された最新版の完成への労苦を感じとることができる。

　わが国は世界に誇れる長寿・健康長寿国である。栄養専門職種のこのバイブルを基本とした実践活動によってデータを集積し、論文・学会活動等による精査された引用文献の多くならんことをのぞむものである。

　関連として「たんぱく質」について触れておく。平成28（2016）年のノーベル生理学・医学賞に東京工業大学栄誉教授　大隅良典氏の単独受賞が決まった。授賞理由は「オートファジー（自食作用）の仕組みの発見と解明である。

　具体的には、呼吸や栄養の消化、生殖など生命のあらゆる営みにたんぱく質は欠かすことはできない。ヒトは体内で1日に約200グラムのたんぱく質を分解するが、食事での補給は70〜80グラムとされる（小論で既出）。不足分は主にオートファジーで自分自身のたんぱく質を分解し新しいたんぱく質を材料として再利用している。

　このように、酵母から人間まで共通する細胞内の根源的な生命現象を分子レベルで明らかにし、がんや神経疾患の治療研究に道を開かれたことにもなることが評価された。

文献

1．原　正俊．戦後70年に見る健康増進施策．華学園栄養専門学校研究紀要2015;4（1）:1-7
2．厚生省保健医療局健康増進栄養課監．原　正俊，砂田登志子著．食育時代の食を考える．東京：中央法規出版，1993
3．原　正俊．栄養士の生みの親：佐伯矩博士と育ての親：大礒敏雄博士．日本栄養士会．社団法人設立50周年記念誌 平成21年11月．東京：第一出版，2009,p.18-19
4．佐伯　矩．栄養．東京：栄養社，1926
5．原　正俊．わが国に於ける栄養施策と戦後の栄養改善の証明．華学園栄養専門学校研究紀要2013;2（1）:14-18
6．藤澤良知，原　正俊編．新公衆栄養学．東京：第一出版，2013
7．鈴木正成．現代社会と健康―食生活と運動から考える―．神奈川：青山社，2007
8．亀田高志．産業保健活動の意義・目的・組織．神田　晃，谷原真一，亀田高志編著．健康教育・健康管理のレシピ．東京：南山堂，2005
9．厚生労働省．日本人の食事摂取基準（2015年版）概要．http://www.mhlw.go.jp/bunya/kenkou/syokuji_kijyun.html
10．菱田 明，佐々木 敏 監．日本人の食事摂取基準（2015年版）．東京：第一出版，2014
11．香川芳子監．新しい「日本食品標準成分表2010」による食品成分表 改定最新版 本表編．東京:女子栄養大学出版部，2011
12．香川芳子監．食品成分表 資料編．東京：女子栄養大学出版部，2013
13．第一出版編集部編．厚生労働省・農林水産省決定 食事バランスガイド―フードガイド(仮称)検討会報告書―．東京：第一出版，2006

小泉 純一郎厚相・首相の功績──食育基本法の制定

　小泉純一郎氏は、竹下内閣（1987〔昭和62〕年11月6日～1989〔平成元〕年6月2日〔1月7日、昭和天皇崩御、8日平成天皇誕生〕）、宇野内閣（1989〔平成元〕年6月3日～8月9日）、橋本内閣（1996〔平成8〕年1月11日～1998〔平成10〕年7月29日）の3度、厚労大臣を務めている。

　昭和の晩年、竹下内閣の下では、国民の健康の責任官庁は厚労省であるとして、その責任を果たすために大臣の「食を考える懇談会」を開催し、続いて知事らによる「健康サミット」等を5年間開催するきっかけをつくった（15～21ページ参照）。

　私は、1989（平成元）年度予算において、大臣の尽力で、第2次国民健康づくり“アクティブ80ヘルスプラン（人生80年時代の積極的な国民健康づくり）強化のために「栄養指導官」が新設され、初代を拝命したことから、企画・運営・取りまとめ等の責任を果たした。竹下内閣時代は初の「消費税」3％導入もあり、病院食の「早い」「冷めたい」「まずい」が社会的に問題視されたが、タイミングを見計らって改善された手腕は見事であった。すなわち、「基準給食制度」を「入院時食事療養制度」に改定し、“食費患者一部負担を導入し、病院食受託協会を結成して改善”された。

　2001（平成13）年4月26日、小泉純一郎内閣総理大臣が誕生した。やがて、2003（平成15）年の施政方針演説では、「食育基本法制定」の必要性を声高らかに主張し、2005（平成17）年6月17日付で法律第63号として「食育基本法」は制定された。

1〉食育基本法の制定について

　総理自らの発想・主導による立法については、私の長期間にわたる行政体験を含めても余り承知はしていないが、本法の「食育基本法」については施政方針演説で主張されている通り、小泉総理が広く諸情勢を勘案されてのものであることは新法制定の基本理念と方向性、法律の構成内容から知ることができる。

〈注〉総理の施政方針演説で「改革」を使った回数のデータでは、小泉総理は他と比べて倍の40近かった。

1. 基本理念
　ア．子どもたちが健全な心と身体を培い、未来や国際社会に向かって羽ばたくことができるようにすること。
　イ．すべての国民が心身の健康を確保し、生涯にわたって生き生きと暮らすことができるようにすることが大切。
　ウ．子どもたちが豊かな人間性をはぐくみ、生きる力を身につけていくためには、何よりも「食」が重要であり「食育」は、生きる上での基本であって「知育」、「徳育」、「体育」の基礎と位置付ける。

エ．様々な経験を通じて「食」に関する知識と「食」を選択する力を習得し、健全な食生活を実践することができる人間を育てる「食育」を推進することが求められている。

オ．「食育」は、全世代の国民に必要であるが、特に、子どもたちに対する食育は、心身の成長及び人格の形成に影響を及ぼし、生涯にわたって健全な心と身体を培い豊かな人間性をはぐくんでいく基礎となるものである。

カ．社会経済情勢の変化による多忙生活の中の人々は、毎日の「食」の大切さを忘れがちである。国民の食生活においては、栄養の偏り、不規則な食事、肥満や生活習慣病の増加、過度の痩身志向などの問題に加え、食の安全性、海外依存、情報の氾濫等の実態の中で自らの食のあり方を学ぶことが求められている中で地域の多様性と豊かな味覚や文化の香りあふれる「日本の食」が失われる危機にあることから健全な食についての考えを育てる必要がある。

キ．健全な食生活の実現には、都市と農山漁村の共生・対流の進行、消費者と生産者との信頼関係を構築して、地域社会の活性化、豊かな食文化の継承及び発展、環境と調和のとれた食料の生産及び消費の推進並びに食料自給率の向上に寄与することが期待されている。

ク．国民1人1人が「食」について改めて意識を高め、自然の恩恵や「食」に関わる人々の様々な活動への感謝の念や理解を深めつつ、「食」に関して信頼できる情報に基づく適切な判断を行う能力を身につけることによって心身の健康を増進する健全な食生活を実践するために、家庭、学校、保育所、地域等を中心に国民運動として、食育の推進に取り組んで行くことが大きな政治活動である。さらに、食育の推進に関するわが国の取組みが、海外との交流等を通じて食育に関して国際的に貢献することにもつながることも期待される。

ケ．以上の如く、食育について、基本理念を明らかにしてその方向性を示し、国、地方公共団体及び国民の食育の推進に関する取組を総合的かつ計画的に推進するため、この法律を制定する。

2．食育基本法の構成

第一章　総則

　第一条　目的

　第二条　国民の心身の健康の増進と豊かな人間形成

　第三条　食に関する感謝の念と理解

　第四条　食育推進運動の展開

　第五条　子どもの食育における保護者、教育関係者等の役割

　第六条　食に関する体験活動と食育推進活動の実践

　第七条　伝統的な食文化、環境と調和した生産等への配意及び農山漁村の活性化と食料自給率の向上への貢献

〈注〉今日課題とされている「持続可能な開発目標（SDGs）と一致している

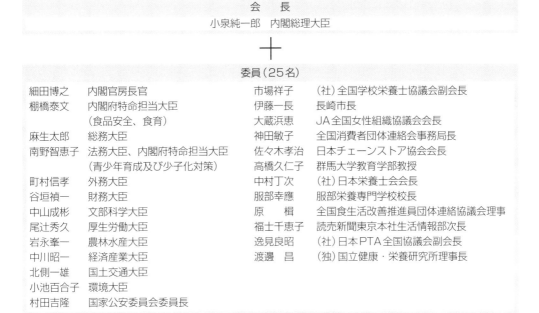

会　長
小泉純一郎　内閣総理大臣

＋

委員（25名）

細田博之	内閣官房長官	市場祥子	（社）全国学校栄養士協議会副会長
棚橋泰文	内閣府特命担当大臣	伊藤一長	長崎市長
	（食品安全、食育）	大蔵浜恵	JA全国女性組織協議会会長
麻生太郎	総務大臣	神田敏子	全国消費者団体連絡会事務局長
南野智惠子	法務大臣、内閣府特命担当大臣	佐々木孝治	日本チェーンストア協会会長
	（青少年育成及び少子化対策）	高橋久仁子	群馬大学教育学部教授
町村信孝	外務大臣	中村丁次	（社）日本栄養士会会長
谷垣禎一	財務大臣	服部幸應	服部栄養専門学校校長
中山成彬	文部科学大臣	原　楫	全国食生活改善推進員団体連絡協議会理事
尾辻秀久	厚生労働大臣	福士千恵子	読売新聞東京本社生活情報部次長
岩永峯一	農林水産大臣	逸見良昭	（社）日本PTA全国協議会副会長
中川昭一	経済産業大臣	渡邊　昌	（独）国立健康・栄養研究所理事長
北側一雄	国土交通大臣		
小池百合子	環境大臣		
村田吉隆	国家公安委員会委員長		

図1　食育基本法の検討委員

②〉食育基本法の施行と最近の施策

　食育基本法（平成17年法律第63号）は、食育に関する施策を総合的、計画的に推進して将来にわたる健康で文化的な国民の生活と豊かで活力ある社会の実現に寄与することを目的に2005（平成17）年7月に施行され内閣府が所管していたが、2016（平成28）年度からは農林水産省に移管された。

　法には、食育推進会議による食育推進基本計画の作成が定められ順次推進されているが、直近の第3次基本計画の中での「一層の取組が必要である課題」として次の12項目がある、と食育推進事務所管の農水省が公表された。

　①市町村食育推進計画の作成促進

　②朝食をとるなどの基本的な生活習慣の形成

　③望ましい食習慣や知識の習得

　④若い世代における食育の推進

　⑤学校給食における地場産物の活用

　⑥栄養教諭の配置促進

　⑦就学前の子供に対する食育の推進

　⑧歯科保健活動における食育推進

　⑨外食・中食産業の事業者における食育の推進

　⑩生産者と消費者との交流の促進

　⑪食品ロス削減に向けた取組

　⑫SNS等を通じた情報の提供

大谷 藤郎厚労省課長・局長の業績

大谷 藤郎（おおたに・ふじお　1924〔大正13〕年～2010〔平成22〕年、精神科医）

　私が厚労省に入省し国民の栄養行政を担当するようになって以降、40年間にわたって公私ともに人間教育を授かった恩人である。

　1972（昭和47）年は、5月15日に沖縄の本土復帰、7月には首相がノーベル平和賞授賞者の佐藤栄作氏から日本列島改造論者の田中角栄氏となった年である。政界も激動を思わせた時、大谷先生は厚労省薬務局の課長から医政局国立療養所課長に就任した。私は、一足早く4月初めに厚労省国立病院国立療養所中間管理機関・関東信越地方医務局から国立病院課併任栄養専門官として赴任していた。

1〉大切な教え

　大谷先生はまず、大切な教えをくださった。私は、本省勤務は初めてで1人勤務、しかも当時の医務局の専門官としては年齢が若過ぎると申し送りされていたようだ。

1. 本省について

　ア．霞ヶ関の本省には国会対応がある。国会は衆議院・参議院による本会議、委員会等あり、質問が多く出される。

　イ．国会議員は国民に選ばれ、国民の幸福のために激務をこなしている。

　ウ．目的を実現する場合の方法論が異なることから、党派が生まれている。

　エ．答弁は、大臣・局長が主であるが、答弁書は専門業務担当官が作成する。随行する場合もある。内容は簡潔に、説明は明瞭にすること。

　オ．国会業務は何よりも優先するので、個人的なことも含めて他の約束事に不義理を生ずることがあるが承知しておくこと。

2. 患者食について

　国立病院・療養所は全国に250余、患者は8万人余いる。「患者食業務は、職員や物価管理等も含めて大変な日常業務である。1人ですべてを担当することになるが、頑張るように」といわれたので、私は「病院食については治療の一環との意識を強く持っています。患者食糧費、診療報酬等、人・物・金についての課題は、資料を整備するので改善協力をお願いします」と申し上げ、常に心遣いをいただいた。

　患者食糧費については、"治療の一環としてのもので、医療機関では重要である"との認識を省内に植え付けることが重要である。一番理解されやすいのは、国内外の学会や関係会議等に出席し、情報を提供することであった。専門官の行動・言動は、よく見られ注視されている。

２〉国立療養所史の編纂

大谷課長の課員への第一声は、「まず、国立療養所史を編纂する」であった。亡国病といわれた「結核」は減少し、国民の寿命も伸び、1970（昭和45）年の大阪万博の年には、高齢化国の定義となっている65歳以上の人口割合が７％以上となり、平均寿命も72歳となった。２年前の1968（昭和43）年には、世界第２位の経済大国になっている。

国立療養所史の編纂は、当然、疾病構造の変化が生まれ医療需要の変化に対応する下準備だろうと課長のひらめきを知った。資料は早急に整えられ、各施設のマスタープランも整えられ、重症心身障がい、筋ジストロフィー症、脳卒中等に疾病構造が移行して、将来の国民のための医療構想が顕在化していき、課員の志気は高まっていった。

３〉身に余る処遇への返礼

私は、厚労省内で医療職の俸給表を同じくする放射線技師、臨床検査技師の代表としての扱いを受けていたことや、入省２年目に西ドイツの国際会議において「国民の栄養改善と疾病の推移」を発表し、３年目は京都で行われたアジアで初めての第10回国際栄養会議で、「日本に於ける病院食制度」を発表した実績があることから、大谷先生からは医師グループの一員として考えていただいていた。

そのご配意については、学位記・医学博士を取得して好意にお返ししなくては、と思いながら時間もなく遅くなってしまったが、実現して報告した時には「無理をかけたね」と大変よろこんでいただき、気持ちを汲んでいただけたと思った。

＊

私の定年退官日は1994（平成６）年４月１日である。厚労省では「１人１パソコン切り替え記念日」となった。その日からは国家公務員の肩の荷が下りて民間人となった。

各所の挨拶回りの中で、女子栄養大学客員教授（香川芳子学長）と東邦大学医学部客員講師（豊川裕之教授）の辞令もいただいた。

豊川教授から、将来を考えて学位取得のため大学院へ進学すべきだとの言葉をいただき、１年後に進学した。４年経ち豊川教授は定年となられたが、論文は未完成なので昭和大学医学部大学院医学研究科に進学し、川口毅教授の指導で学位記が授与された。年数は要したが、充実した日々を送ることができたことに、人生の意義を深く感じている。

４〉退官後の業績

大谷先生は1983（昭和58）年に退官され、日本栄養士会顧問、高松宮妃総裁財団法人藤楓協会理事長（全国4,900名の元ハンセン病患者の社会復帰を支援）・高松宮記念ハンセン病資料館長を務めるとともに、レオン・ベルナール賞（WHO）を受賞（公衆衛生におけるノーベル賞ともいえるもので、日本人としては２番目の受賞）。1994（平成６）年には厚労省公衆衛生審議会長となり、成人病を「生活習慣病」と改名した。以降、国際医療福祉大学初

代学長・総長・名誉顧問となった。

　2006（平成18）年、ハンセン病患者支援活動（1996〔平成8〕年4月1日、らい予防法廃止等）が評価され、第21回東京弁護士会人権賞受賞。

〈注〉らい予防法廃止については、裁判で国が敗れたが、時の小泉純一郎首相は「控訴」しないことを即刻決断された。

5〉交友関係

　大谷先生が1972（昭和47）年7月、国立療養所課長に就任されて間もなく、らい菌は培養もできないほどの弱い菌で、患者を強制収容することを疑問視されるようになり、間もなく強力な応援者がついた。1930（昭和5）年、わが国で最初にできた、らい療養所長島愛生園現院長の高島重孝先生、国療松戸病院松山智治院長先生である。2人とも慶應義塾大学医学部出身で、高島先生は日本医師会長を13期務めた武見太郎先生の同期であった。私は高島先生らの出版祝賀等のお世話役をさせていただいた。その折には、必ず武見太郎先生にもご案内するとともに、らい患者さんの席を設けた。盲人会の席では、大谷先生から私の名前を紹介していただいた。

6〉東京栄養サミット関連事項

　大谷先生は、1978（昭和53）年9月12日、日本を代表してソ連（現ロシア）のアルマ・アタにおいて、WHOとunicefの共催によるプライマリーヘルスケア（PHC）国際会議に出席され、"西暦2000年までに世界中のすべての人々に健康を"というアルマ・アタ宣言に賛同された。わが国の厚生行政施策にも、その哲学が活かされているとの思いが深い。それゆえに、2021（令和3）年の「東京栄養サミット」の開催を、大谷先生も大変よろこばれているであろうと思うと感一入で、先生が眠る富士霊園に黙礼した。

　先生は、プライマリーヘルスケア（PHC）国際会議に出席した時のことを本に残されている。原稿が完成した時、それを小脇に抱えて私の机の前で「これから武見太郎先生に怒られに行ってくるよ」といって部屋を出て行かれたが、しばらくしてから、ニコニコして戻ってこられた。その内容は次の通りである。

題名：「21世紀　健康への展望」～医療・健康づくり・プライマリーヘルスケアを考える～

著者：大谷藤郎　　メヂカルフレンド社、1980（昭和55）年2月13日、452頁
序文：日本医師会会長・武見太郎
　医療問題は未来展望なしには論じられない。しかも、未来の巨離は大きく延びるし、範囲も医学領域だけでは済まなくなる。医療問題の「むつかしさ」と云うのは地球レベルでの人間とその属する社会とがさらに参加するからである。地球の自転と共に経過を待つ医療は将来はなくならなければならない。「計画的未来の中で全人類的立場にたった努力がWHOその他で行はれているが、本書は類書と異って、自己主張よりは読者に考えさせる資料を提供していると思う。その点で著者の努力に対して心から敬意を表し、広く読者層を獲得されることを願ふものである。

内容：
第1部　医療の展望　―21世紀の地域社会と健康への期待―
第2部　国民健康づくり計画とは　―地域保健の動向―
第3部　世界のプライマリーヘルスケア

神谷女史のことを知ったのは、名著「生きがいについて」を読んでから
であり、科学者、文学者、そして人間としての偉大さを教えられたもので
ある。他にも数多くの立派な方々がおられる。ハンセン病が人間に与えた
影響は無限のものであり、患者の医療にたずさわった人々は人生の師範と
もいうべき人となられ、すべての人が尊敬するに値する、とのみ常に思う。

●船がもたらす心のきずな

瀬戸内にあるハンセン病施設は、岡山県の長島二園の他に香川県の大島
青松園があり、通称、瀬戸内三園と云っている。昨年二月のおわりに大島
を訪問した。隣の屋島では、源平合戦八百年祭でにぎわっている時であっ
た。

施設を訪れてからは患者さんとの話合いももたれ昼食も共にした。開会
にあたっては盲人会会長からも「皆さんのお出を心からお待ちしていまし
た。この部屋には、おひな様もきれいに飾りつけてあります。本日のお話
合いでは、私たちに幸せをもたらすものは何かをおくみとりいただければ
幸いです。」とのごあいさつをいただいた。

島を訪れると職員や患者さん方のお出迎え、お見送りをうけることとな
り、上司に随行した時以外は大変に心苦しいし、別れは本当につらい。
二月おわりの大島はみぞれ模様の悪天候であった。多くの方々に見送ら
れ、手を振りながら船は島を離れてゆく。島は船から段々遠くなってゆく。
人の姿も白杖も、涙目にぼんやり見えることもある。
そんな時、目の前をかすめ飛ぶかもめに思わず目ばたきをすると、また、
お互いの姿が段々と見えなくなってしまう。そんなことが何度かくり返されているうちに、
焦点がはっきりしてくる。
―こんな素晴しい情景がまだあるんだよね。
心のきずなが段々と大切な医療にこそ残されているものではないだろうか。こ
の気持、何時までも持ち続けよう。

と同行者に云ったものだ。
長島も何度か訪れたことがある。同じような別れをしたこともある。
夢のかけ橋ができて後は、昔物語になってしまうことかも知れないが、
ハンセンの医療においてもや、形は変れども、心のきずなの大切さを忘れ
る人は一人も居ないであろう。

●十三年の悲願と十三園の歓こび

岡山県の「長島」（周囲約十六キロ）には、昭和五年わが国最初の国立療
養所として設立された長島愛生園と、十三年に大阪から移設された邑久光
明園の二園がある。光明園側の島と本土の距離は竿させば届くような距離
で、約三十米であるが、今迄橋はなく、船が唯一の交通機関で、職員の通
勤、患者の外出等には不便があった。

架橋運動が始められたのは四十六年からであるが、五十五年十月、当時
の園田厚相が「強制隔離を必要としない証として、橋を実現したい」と表
明されてから、急速に架橋問題は進んだ。
厚相の発表のもようがTVニュースに流された日は、沖縄に於て国立ら
い療養所事務長研究会が開催され出席していたが、夕食会ではそのことが
話題の中心となって、十三園の方々が一様に、わがことのように歓び合
われていた姿は忘れることができない。
あれから五年、架橋運動がはじめられて満十三年。ようやく六十年十二
月十七日、増岡厚相、岡山県長野知事ら約百名が出席し、くわ入れ式が行
われ工事がはじまった。
二園には、約千六百人生活しているが、この日には赤飯のお祝膳が供さ
れ、工事中の無事を祈願された。
橋は六十三年の春に完成する。夢のかけ橋は、人間回復の悲願の橋であ
るがゆえに、心の通い合う橋ともなろう。
まさに"小島に春"である。

〈注〉編者の自分誌より、「小島に春」を抜粋掲載する。

小島に春

十三年の悲願、長島架橋を喜ぶ

病気には、治療して治るものと治せないものがある。ハンセン病や結核等の伝染病は治りにくいものであったが、今日の医学では、不治の病も短期間に治すことができるようになった。診断と治療の高度な技術と抗生物質等の発見によるものである。

これで人間も万病に勝てると思っていたところ、AIDS（後天性免疫不全症候群）が出現した。目下、17世紀のペストと同様に恐れられ、わが国でも昭和60年3月にアメリカから帰国した36歳の男性同性愛者に、また今日では男女両性に患者の発見をみているが、病気は人が罹患すると、その人が社会的に蔑視される結果となることが死ぬよりも恐ろしいことはハンセン病の歴史をふりかえっても明らかなことである。

（中略）

●尊敬すべき人々

世の中の人一人ひとりは、すべて尊敬すべき人々である。中でも、あらゆる身体的、精神的、社会的試練を克服し、人間性を失わずに生き抜いてきた方々こそ深く尊敬できるものである。

医学に限定するならば、特に防疫上患者の強制隔離を余儀なくされた方々とその患者の治療にたずさわった方々であろう。"小島の春"の著者が女医の小川正子女史と知ったのは、仕事が結核療養所から全患者を対象とする地方医務局（関信担当）に移った時、今後の業務に役立たせるためには、幼な心でみた映画の原作を読んでおかなくてはいけないと思った時である。

若き女医の情熱的な啓蒙活動やハンセン病患者を「病友」と表現していることに胸を打たれる。また、神谷美恵子女史は、文化系大学の出身者であるが、十九才の時訪れた多磨全生園での印象が忘れがたく、「この人たちのために働きたい」という気持が「病人が呼んでいる」という"天の声"となって二十五才にして医学へ進む決心をされ、在学中に長島愛生園を訪れ、「なぜ私たちでなく、あなたが？あなたに代って下さったのだ」と詩に詠まれている。

医師となられてからは、長島愛生園の精神科医などをつとめられ、昭和五十四年十月二十二日、六十五才で心不全のために亡くなられた。丁度、仙台に於って国立病院療養所総合医学会開催中知ったことである。学会開催中には各種の研究会が開かれるが、らい療給食研究会場は青葉城よりさらに山あいであった。

開会のごあいさつに伺うのには新生園の横田篤三園長の車で同行させていただいた。園長の車が来られたのは早朝であった。朝のごあいさつの後、「神谷美恵子先生が亡くなられたとのニュースが今朝報道されましたが……」と云い終らないうちに、「本当ですか」と云われたまま車窓の外に目をうつし、しばらく沈黙されていたことが印象に残っている。

横田先生といえば、国立療養所の第一号施設・長島愛生園の初代園長光田健輔先生のご子息であり、五十九年十月、東北新生園長をご退官後、十二月十八日長島愛生園を訪問して帰りの船中で心臓麻痺のため急逝されたことはまことに劇的で、六十六才の生涯は、ハンセン病のためにこの世に生れ、ハンセン病のために天命をつくされたことを物語るかのようである。

↓

↓

故　大谷藤郎先生のご逝去を悼む

元厚生省栄養指導官・日本栄養士会専務、元華学園栄養専門学校学校長　原　正俊

(第58回日本栄養改善学会学術総会〔2011年9月8日〜10日、広島で開催〕記念誌より引用)

　本学会の名誉会員であられた大谷藤郎(ふじお)先生が、2010(平成22)年12月7日、腎不全のため国立病院機構埼玉病院に於いて天に召されました。享年86歳でした。

　先生は、1924(大正13)年3月27日、滋賀県近江八幡市に生まれ、京都大学医学部を卒業されて後、京都府衛生部公衆衛生課等を経て1959(昭和34)年厚生省に入省され、1972(昭和47)年7月、医務局国立療養所課長に就任され、世界に名を馳せる「らい予防法廃止」等の偉業達成と医療・福祉・保健に係る国民需要と栄養士等専門職種の供給体制基盤づくりの仕事始めとなりました。

　同じ年の4月に小職は関東信越地方医務局より入省して同課に、国立病院課との併任栄養専門官として在籍していて先生との出会いとなり、以来40年に亘ってご指導とご慈愛を賜った立場から追悼させていただきます。

　先生は精神科医で、常に「地球上の人間」のことを視野に入れて言動・行動を重ねられ、人権擁護・平等主義を貫いた医聖人でした。「幸福」、「平等」という全人が望む課題解決をライフワークとされていたことは私たちの鑑でした。栄養士等専門職種についても、各職種の役割は区別されるが、身分の差別はされず、チームワークの重要性とその成果や学会活動等を注視されていました。

　先生が課長に就任された年は、直前の5月15日に沖縄の本土復帰があり、直後7月の七夕様に田中内閣の発足、秋には日中国交正常化がありました。そして昭和48年5月小職は、西独ハノーバーに於いて開催された第6回国際栄養士会議に「国民の栄養改善と疾病の推移」の研究発表で海外出張をさせていただきました。当時飛行は南回りの最後の頃でしたので、中東の産油国クウェート経由でしたが、帰国して暫らくしての11月、第4次アラブ・イスラエル戦争が勃発し「オイルショック」が我国に発生して経済や国民生活が大混乱となり、先生の国療経営の苦労が始まりました。小職との関連では、昭和49年になると食料品も前年同月比で24％上昇したことは未だ鮮明な記憶として残っています。病院食の患者食糧費の重要課題は国立療養所課が担当し他省庁・他機関を含めて単価・改定率の基本を作っていました。この事に加えて昭和50年には「患者栄養所要量の新設」によって、基準給食の看板となっていた「2,400カロリー」を男性300カロリー、女性700カロリー基準を下げる時の大蔵省との激論は忘れられません。従来の考え方では[カロリー／円]方式的発想があったので、単価の減額は当然とされていましたが、厚生省患者栄養所要量検討会が「量から質への改善」を目的とし「食物内容評価のための栄養比率…穀物カロリー比・動物性たん白質比」を設定していることの栄養学的理論で対応し、物価上昇については栄養管理部門の原価分析等で対応し、逆に増額にこぎつけ、国会議論の中でも"病院食食糧費の単価は国立病院並にしろ"とまで云われるようになりました。この重要案件で、先生には昼夜を分かたず大蔵省へ共にお百度を踏んでいただいたことは生涯の貴重な想い出として残っています。

　それが今日では、病院食の重要性の社会的認知と栄養士法改正による管理栄養士を厚生労働大臣の免許職種(平成14年度施行)とし以後の活動実績等と併せ、患者の栄養状態を改善するためのNST(Nutrition Support Team)として診療報酬の中に「栄養管理実施加算」として位置付けされていることは望外の喜びであります。

　先生は、史実把握によって現状となるまでの経過観察を分析され問題の解決に取り組まれました。課長に就任されて最初の指示は「国立療養所史」の編さんでありましたが、患者食に関しても内容改善を図る資料を得るための「施設訪問と患者会との試食会」、「患者給食のあり方を検討するための

モデル施設の指定」そして、結核患者減少に伴って従来からの結核・精神・らい栄養研究会に加えて、新規患者への入院と併せて、1．血液透析、2．がん、3．脳卒中、4．筋ジストロフィー、5．重症心身障害、6．小児喘息、7．腎炎ネフローゼ、8．先天性代謝異常の研究会の新設に同調いただきました。

　先生は、ハンセン（らい）病の方々からは「太陽」として崇められていました。先生の主導によって平成8年4月1日、隔離政策をとって人間を不当差別していた「らい予防法」は廃止されたのです。そして21世紀に向けての健康づくり「プライマリーヘルスケア」の基礎も作られ「成人病」も「生活習慣病」と改名されました。それらは、レオン・ベルナール賞（WHO）、天皇からの叙勲、東京弁護士会人権賞受賞によって証明されています。

　先生の全生涯を捧げられた偉大なご功績を讃え、永年に亘るご指導に感謝して追悼といたします。

合掌

◆大谷藤郎先生略歴

1924（大正13）年	滋賀県近江八幡市で出生
1952（昭和27）年	京都大学医学部卒業
1956（昭和31）年	京都府衛生部公衆衛生課
1959（昭和34）年	厚生省入省
1972（昭和47）年	医務局国立療養所課長
1977（昭和52）年	厚生省大臣官房審議官
1979（昭和54）年	同公衆衛生局長
1981（昭和56）年	同医務局長
1986（昭和61）年	日本栄養士会顧問
1988（昭和63）年	高松宮妃総裁財団法人藤楓協会理事長（全国4,900名の元ハンセン病患者の社会復帰を支援）
1993（平成5）年	高松宮記念ハンセン病資料館館長 公衆衛生におけるノーベル賞、レオン・ベルナール賞（WHO）受賞（日本人としては2番目）
1994（平成6）年	厚生省公衆衛生審議会長
1995（平成7）年	国際医療福祉大学学長
2001（平成13）年	国際医療福祉大学総長
2006（平成18）年	ハンセン病患者支援活動（1996〔平成8〕年4月1日らい予防法廃止等）が評価され、第21回東京弁護士会人権賞を受賞
2008（平成20）年	国際医療福祉大学名誉顧問
2010（平成22）年12月7日	ご逝去

第 3 章

編著者・原 正俊の経歴と実績

国家公務員としての業務

　私は"栄養による幸せづくり"をライフワークとして、資格と良き指導者に恵まれて延べ37年間の国家公務員生活を終えることができた。患者さんとも健常者とも良き思い出ばかりで、長寿社会の構築等、「東京栄養サミット」開催に少しでも役立つことができていれば、これ以上の幸せはない。

　ここに、私の国家公務員業務経歴と概要を簡潔に整理しておく。"業務は、すべて体験することで身につき人の役に立てる"が結論で、すべてに挑戦してきた。

●国家公務員業務経歴と概要

西暦（元号）	勤務機関	役職	主たる業務内容	関連業務
1957（昭和32）年採用	国立療所浩風園	医療職（二）厚生技官	・病院食全般 　特別給食：複数献立 　　　　　　病棟ベランダグリル ・院長回診随行と臨床栄養管理 　カルテ整理とデータ解析 ・給食棟改築に伴うドライシステム（床）と関連機器の開発	1959（昭和34）年 国立病院療養所栄養士協議会発足に伴い事務局長
1963（昭和38）年	厚労省国立病院療養所中間管理機関関東信越地方医務局	栄養業務担当官	・全国国立病院100、国立療養所150の約1/3強を占める施設の患者栄養業務に関する人事・業務管理等 ・1968（昭和43）年、国立療養所特別会計移行に伴い基準給食制度導入 ・栄養士・調理師団体の育成	
1972（昭和47）年	厚労省国立病院国立療養所課	栄養専門官	・全国国立250施設の患者栄養業務に関する人事・予算・業務管理疾病別研究会育成 ・国立病院・療養所に「栄養管理室設置」 国会及び関連機関との対応 診療報酬改定促進 関係団体の育成等	国立病院療養所栄養士協議会並びに医療技術協議会（放射線・臨床検査・栄養）相談役
1989（平成元）年 1994（平成6）年 役職定年退職	健康増進栄養課	栄養指導官	・国民健康づくり対策を柱とした諸施策の推進と保健・医療・福祉・教育分野への対応 ・関係法律の整備 ・栄養・調理養成機関の監視指導等	

1 国立医療機関での活動 （1957〔昭和32〕年12月～1963〔昭和38〕年3月）

　私は、1957（昭和32）年12月、横浜市南区の病院地帯（神奈川県立精神医療施設、教職員療養施設、こども医療施設等）に隣接する呼吸器専門の国立医療機関に国家公務員・厚生技官医療職栄養士として採用となった。横浜駅からバスで30分ほどの所にあり、呼吸器疾患（結核が多数）専門なので、民家が少ない農園地帯で果樹園や田園が多く、春にはカエルの鳴き声が煩かったが、桜並木が多く、また果樹園の花は美しかった。

　病院は、1937（昭和12）年に神奈川県立で発足し、戦後、国立となったが、医師は全員、福澤諭吉が創設した慶応義塾大学医局員で、栄養管理責任者も同大学の食養研究所関係者であったことから、院長をはじめ患者食については、他の病院に先駆け複数選択メニュー、土鍋料理等を実施した。特に私が就職する前の1953（昭和28）年から実施していた「病棟ベランダグリル」（病棟サンルームでラーメン、天ぷら、にぎり寿司をつくり提供する。10日に1回、昼食として病棟巡回）は有名で、マスコミの取材、福岡の栄養大学からは栄養研究資料展示も併せた修学旅行コースとなっていた。こんな体験は初めてで、他に教材を提供している責任を深く感じ、より広く深く学ばなくてはいけないとの認識を深め、「さらに勉強する道が与えられた」との覚悟を持った。

　そこで、採用されてすぐのことではあったが、仕事初めとして、福岡で開催された「第5回日本栄養改善学会」に参加した。その時、まったく予期せぬことが起こったのである。

　1つめは、国立病院・療養所からの出席者に集合命令がかかり、「全国には国立病院100、国立療養所250があるが、隣の病院・療養所の栄養士の顔も知らないようでは業務の発展を望むことはできない。国立なのだから、他のモデルにならなくてはならない。そのために、国立病院療養所栄養士協議会でも結成したらどうか」との意見が出された。

　2つめは、厚労省の国立病院課から三宅実栄養技官、国立療養所課から森田百合子栄養技官が出席していたことから、九州医務出張所（昭和38年度から地方医務局）坂元正徳所長を媒酌役として“病院栄養士と療養所栄養士との結婚式”という粋な計らいがあり、ますます感極まった。

　この事実が足がかりとなり、翌1959（昭和34）年の「第6回日本栄養改善学会」山梨学会では、「全国国立病院療養所栄養士協議会設立総会」が発足した。さすが、国立出身の栄養士の実力だと思った。この学会には、私の上司である増田さく栄養管理主任が出席した。総会では、会長に国立横浜病院の永田優氏、副会長に国立療養所浩風園の増田さく氏が決定し、事務局長には副会長の部下であった若輩者の私が指名された。まだ33歳ではあったが、全国国立病院療養所栄養士協議会を全国一の組織とし、活動もトップとしなくては——との覚悟を決めた。

　国立に採用されて日浅くして、全国規模による職能団体業務の大役を与えられたことは幸せなことと考えた。早速、会報の発行や名簿作成が基本業務となることからその努力を

重ねたが、顔も知らない人々との連絡には苦労した。何よりも電話連絡が大変で、九州などへは朝出勤して申し込み、夕方退庁するまでに連絡がつけば最高の幸せと思えたほどだった。

　「学会」といえば国立病院療養所の全職員を対象とした「総合医学会」があり、国民皆保険制度スタートの1961（昭和36）年には北海道が担当で、北海道大学を会場として行われた。多くの部会があったが、病院管理部会の中でのシンポジウムとして「病院給食のあり方」が開催され、上司の長井盛至院長が座長、増田さく栄養管理主任が演者となり、他病院の事務部・看護部長等のメンバーが参加して大変好評であった。この年は、いみじくも診療報酬として基準給食（1958〔昭和33〕年に1950〔昭和25〕年からの完全給食を改定）の中で「特別治療食（疾病治療の直接手段として、医師が発行する食事せんに基づいて提供される患者の年齢、病状などに対応した栄養量及び内容を有する治療食）」に、特別加算として＋5点（基準給食17点＋患者治療食技術管理料5点＋特別加算5点）が認められた大変意義深い年であった。座長の長井院長は関係機関・関係者等への連絡も多く、私はその一切を命じられていたが、院長口調の文章になれず叱られたことが思い出である。そんな中において、臨床栄養の充実を図るため、院長病棟回診に主治医・看護師に加えて栄養士の随行も決定され、患者との面談、カルテからのデータ収集等、資料のまとめは院長筆頭名で行われた。

　また、1959（昭和34）年を中心に、勤務していた病院の栄養管理患者給食棟の改築工事があり、院長、栄養管理主任の主導で調理場の床は完全ドライとし、ゴム長靴・ゴム前掛けを廃止して、白ズックで清潔・快適に業務ができるように大改革計画を実現した。国の予算は非常に乏しいことから、ドライシステムにふさわしく清潔で、能率化を図る機器開発はすべて専門業者との共同開発とした。主な開発機器は、次のものである。
　①蒸気平釜排水は底抜（ドロー）とした。
　②水槽はすべて車輪（キャスター）付きで移動可能とした。
　③立体低圧副食調理器（鍋料理、茶わん蒸し等）を開発した。
　④焼物器は天火、地下火で両面焼きができるように能率化し、冷えを防いだ。
　⑤その他、所要の機器も開発した。
　この間における私の業務は、前述した以外にも治療食業務を中心として献立調理（朝5時の早出勤務を含む）を行い、改築期間中の配食に伴う自動車運転業務も担当した（時代的に、運転免許所有者は院長運転手以外、所属部所にはいなかった）。

栄養系技官の行政府配置状況　　　　　(2017〔平成29〕年9月22日現在)

厚生労働省

　健康局健康課栄養指導室：室長、室長補佐、栄養管理係長、栄養調査係長、主査、係員[*1]

　保険局医療課：課長補佐[*2]

　子ども家庭局母子保健課：栄養専門官[*3]

関東信越厚生局

　健康福祉部健康福祉課：主査、係員[*4]

農林水産省

　消費・安全局消費者行政・食育課：課長補佐

消費者庁

　消費者政策課：企画官

　食品表示企画課：課長補佐、課長補佐、食品表示調査官、係員、係員

研究開発法人国立医薬基盤・健康・栄養研究所、国立健康・栄養研究所

　栄養疫学部国民健康・栄養調査室：研究員

国立研究開発法人日本医療研究開発機構

　基盤研究事業部バイオバンク課：係長

〈注〉併任勤務先
*1　全厚生局、老健局老人保健課
*2　保険局医療介護連携政策課データヘルス・医療費適正化対策推進室、健康局健康課栄養指導室・地域保健室・保健指導室、医政局地域医療計画課医療関連サービス室・医事課チーム医療推進室、老健局老人保健課、保険局高齢者医療課
*3　子ども家庭局少子化総合対策室、家庭福祉課、保育課、健康局健康課栄養指導室、障害保健福祉部障害福祉課
*4　北海道、東北、東海、近畿、中国四国、九州厚生局

②〉健康づくりのための「食生活指針」の作成

　「食生活指針」は、食生活のあり方について具体的に短い文章で示したもので、1985（昭和60）年に初めて厚労省が5項目を発表し注目を集めた（図1）。私は当時、厚労省医務局で医療栄養行政を担当していたが保健医療局に配置換えとなり、1989（平成元）年に栄養指導官を拝命し、新設ポストでの新企画による業務が命題であった。そこで、関係者協議の上、1990（平成2）年に各論的でより個人に近い対象特性別の「食生活指針」を、作成委員会による検討の結果、つくることができた。

```
1. 多様な食品で栄養バランスを
    ・一日30食品を目標に
    ・主食、主菜、副菜をそろえて
2. 日常の生活活動に見合ったエネルギーを
    ・食べすぎに気をつけて、肥満を予防
    ・よくからだを動かし、食事内容にゆとりを
3. 脂肪は量と質を考えて
    ・脂肪はとりすぎないように
    ・動物性の脂肪より植物性の油を多めに
4. 食塩をとりすぎないように
    ・食塩は一日10グラム以下を目標に
    ・調理の工夫で、むりなく減塩
5. こころのふれあう楽しい食生活を
    ・食卓を家族ふれあいの場に
    ・家庭の味、手づくりのこころを大切に
```

図1　わが国初の健康づくりのための「食生活指針」
　　　（総論）（1985〔昭和60〕年版）

　対象というと年代別で考えがちだが、小児成人病なる言葉ができた頃のことで、①成人病予防、②成長期、③女性（母性を含む）、④高齢者（75歳以上の後期高齢者）とした。なお、「成人病」の病名については、1996（平成8）年の厚労省公衆衛生審議会（会長・大谷藤郎、委員・日野原重明 他）において「生活習慣病」と改名された。以降、「小児成人病」は使用されなくなった。

　2000（平成12）年には、食料・農業・農村基本法の規定に基づき、文科省、厚労省、農水省の3省合同作成で、初の閣議決定による「食生活指針」が施行され、現在も引き続き日本型食生活の維持・定着を推進するための基本となっている。この指針策定委員に、私は厚労省栄養指導官退官後の日本栄養士会専務理事時代に選定され貴重な体験をした。その内容項目は次の10項目であるが、初回の議論で「食は楽しむものであって、見直しを優先すべきものではない」という意見集約がなされ、この順番となった。なお、本指針は2016（平成28）年に一部改正されている（〈　〉の記述が改正された内容）。

【食生活指針】（2000年策定〈2016年一部改正〉）
　・食事を楽しみましょう
　・1日の食事のリズムから、健やかな生活リズムを
　・適度な運動とバランスのよい食事で適正体重の維持を〈適正体重を知り、日々の活動に見合った食事量を〉
　・主食、主菜、副菜を基本に、食事のバランスを
　・ごはんなどの穀類をしっかりと
　・野菜・果物、牛乳・乳製品、豆類、魚なども組み合わせて

・食塩は控えめに、脂肪は質と量を考えて〈食塩や脂肪は控えめに〉

・日本の食文化や地域の産物を活かし、郷土の味の継承を〈食文化や地域の産物を活かし、ときには新しい料理も〉

・食料資源を大切に、無駄や廃棄の少ない食生活を〈調理や保存を上手にして無駄や廃棄を少なく〉

・「食」に関する理解を深め、食生活を見直してみましょう。〈自分の食生活を見直してみましょう〉

参考資料2

日本の長寿村・短命県に関する調査結果報告

(医学博士・牧田善二著、「医者が教える食事術」36年間、日本全国で調査された「長寿の秘訣」引用)

　　この調査は、医師として36年間全国各地を訪問し、食と生命についてまとめられた唯一の貴重な資料・文献である。

　　人間にとって食は最も大切なことであると知りながら、いろいろな考え方を持っているのが現実である。その多くは、日常茶飯事的な事柄としてのものであって、「生命との関わり」に関するものは少ない。生命となると、医師を中心とした重要課題で、難題過ぎるのである。本参考資料を、ここであえて掲載するが、食生活指針の中に基本は活かされている。

I. 調査報告者

近藤正二（東北大学名誉教授・医学博士）

II. 調査期間

　　1935（昭和10）年〜1971（昭和46）年：36年間

III. 調査市町村

　　全国990町村

IV. 結果

ア．健康長寿の決め手は食生活で、ゆっくり楽しんで食べることが大切

イ．漬物など塩辛いおかずでご飯を多食する地域は短命

飲食内容等	結果	
	長寿	短命
①御飯食べ過ぎ		○
②肉食べ過ぎ		○
③魚多く野菜少なめ		○
④大豆製品多食	○	
⑤野菜多食	○	
⑥海草多食	○	
⑦果物多食		○
⑧塩食とり過ぎ		○
⑨酒飲み重労働	○	

ODA・NGOの活動

　ODA・NGO（通称：オダンゴ）は、政府と民間による海外援助の略称である。私は厚労省時代に栄養問題で、ODA・NGOの双方で下記の通りグループ活動を行った。

　役所勤めの私がNGOのSEAMIC（財団法人日本国際医療団）に関わったのは、現地の日本大使館との連絡調整役と業務の進捗状況確認のためでもある。また、タイ保健省付設の栄養研究所に、食品アミノ酸分析器の設置を決定した例があり、ODA・NGO活動の連動調整もある。

　ODAのJICA（独立行政法人国際協力機構）で海外支援に出向いたこともあるが、現地の人たちはJICAの派遣員と確認すると、「JICA、JICA」と集ってくるほど親しまれていた。

1〉活動暦

1. 国際援助基礎調査

　　　1980（昭和55）年11月　　タイ、フィリピン

　　　1989（平成元）年9月　　タイ

2. 国際支援調査指導

　　　1988（昭和63）年3月　　タイ

　　　1990（平成2）年2月　　タイ

　　　1991（平成3）年3月　　タイ

　　　1993（平成5）年3月　　タイ、フィリピン、インドネシア

2〉タイでの活動が多い理由

　タイでは第6次国家経済社会開発計画（1986〜1991年）がスタートした。計画は、生活の質的向上（Elevating of Quality of life）を図るために3項を掲げて全国的な組織活動を展開しようとするもので、NGOの業務である。この中の栄養改善活動はタイ保健省が担当し、具体的には修正ゴメッツ分類による乳幼児の栄養失調者（体重対年齢で標準値を下回る者）の割合を減らすという目標で、地域のボランティア活動を通じて栄養指導を行った。タイの場合は、このような栄養改善事業が組織化されているのが特徴で、日本からの提案を組み入れたいとの意向が示されたことから、タイでの活動が多くなったのである。

3〉事業への取り組み

1. パイロット地区の指定

　パイロット地区に指定された村は、バンコクから約600km離れたタイの東北部にあり、ラオスの国境まで約50kmの場所である。かつて米軍が駐留していた事情もあり、繁華街

もあるが、一歩郊外に出ると田園地帯で、主要道路沿いに町や村が点在している。住民の多くは農民で、収入は市街地の住民に比べると数分の1である。人々は素朴な2階建ての木造の家に住み、1階または別棟で水牛を飼い、庭先にはニワトリ、アヒルを放し飼いにして、若干の葉菜類を栽培しているのが一般的である。代表的な食べ物は、もち米のおにぎりの中に、川魚の焼き干物小片や木の実を入れたもの。果物は、バナナ、パパイヤを不自由なく食べていた。

2．班編成とダイエタリーグループの結果

　1988（昭和63）年3月の時点で、ダイエタリーチーム（山口迪夫、池本真二〔国立栄養研究所〕、原正俊〔厚労省〕）は粘土を使用して食品量を把握する栄養調査を行い、実態把握に努めた。メディカルチーム（村田光範、伊藤けい子〔東京女子医大小児科〕）は子どもたちを対象とした基礎調査を行い、将来に備えた。

　食生活についてはその後、宗教上の理由から、庭先に放されているニワトリを殺して食べることはなく、卵は経済的理由から市場に出すことが多いことがわかった。さらに一部では、ニワトリや卵を妊産婦に与えると臭い子どもが生まれるとか、乳幼児には早い時期に米やバナナを与えたほうが良いという言い伝えがあった。

　ダイエタリーグループは対象の村において、乳幼児、妊産婦合わせて50名の食生活調査を行った。すでに行った集計の範囲内でも、例えば妊産婦・乳幼児の卵の摂取量が少ないと乳幼児のPEM指数が高くなる（体重対年齢指数が低下する）という相関が認められ、これが前述の食事タブー（言い伝え）と関係しているなどの結果が得られた。また、動物性食品、油脂の摂取頻度もPEM指数と強い相関があることを示している。これらの結果は、その後の食事指数作成に向けて活用されることになった。

　粘土（油粘土）を使用しての食物摂取調査は和やかに行われ、この方法はタイ保健省をはじめ現地の協力者からも高い評価が得られた。

3．日本料理のデモンストレーション

　日本料理のデモンストレーションでは、米飯、天ぷら、みそ汁等のメニュー考案は私が行い、食材は村の青空市場で購入、調理はメディカルチームの女医・伊藤先生が主に担当した。タイには「みそ」がないので、煮大豆のびん詰を購入し潰して塩を加えた「にわか作りみそ」を使用した。また、「焼きのり」を食べる習慣もないことから、日本から持参したのりを使ったおにぎりを提供したところ、珍しがられた。

　デモンストレーションは好評で、集った親子たちは笑みをたたえ賞味し、学校帰りの子どもたちは行列をつくる有様であった。現地の人たちも調理に協力し、追加の天ぷらなどは自分たちで調理するなど、相互の親睦にも役立った。

　なお、タイの報道機関は充実しており、夕方ホテルに戻った頃に、その日の地方での活動を報じるニュースを、ロビーのテレビで観られるようになっていた。自分たちの活動状況を外国のニュースで確認できることは感動的であり、意欲を増進する麻薬的効果を常に

感じていた。

　私にとっては、国の栄養行政担当の最後の仕事となり、タイ保健省の担当課長（地方の病院長の体験者）以下4名とは、日本の厚労省において行政説明等を行う機会を得て、交歓することができた。

緊　急　の　課　題

コロナ（COVID-19）に有効性を示す食物

日本臨床栄養協会の多田紀夫理事長は、2021（令和3）年の第19回大連合大会において「血清脂質と感染症との関連性、栄養学的に対処できるか？HDLを巡る考察」と題した講演を行った。内容は、1．はじめに、2．食事栄養と感染防御、3．HDLの機能と感染症、4．治療への試み、5．まとめと提言、で構成されており、2．食事栄養と感染防御の項で、以下の内容を示している。

〈注〉私は日本臨床栄養協会の設立に関与し、現在は名誉会員である。

食事栄養と感染防御　　　　　　　（New Diet Therapy Vol.37 NO.4別冊、2022年より引用）

食事・栄養から免疫システムを強化し、炎症や酸化ストレスを低減する方策が報告されている。三大栄養素を捉えても、たんぱく質摂取は重要で、たんぱく質の摂取量が0.8g/kg以下になると感染リスクが高まり、ウイルス中和抗体価も低下することが知られている。アミノ酸においてもアルギニン摂取はT細胞機能を保ち、グルタミン摂取も免疫機構に必須との報告がある。脂質においては、飽和脂肪酸摂取は炎症のマーカーであるCRP、フィブリノーゲンを増加させる一方、多価不飽和脂肪酸摂取はCRPを低下させる。また、DHAやEPAなどのn-3系多価不飽和脂肪酸は活性型インターロイキン（IL）-6や腫瘍壊死因子α（TNFα）の生成を減少させ、Toll様受容体（TLR）4にも関与し、炎症を緩和させる。DHA-derived protectin D1（PD1）、EPA-derived resolving E1（RvE1）などはアポトーシスで死滅した細胞の除去促進作用や抗血小板作用を持つ。そして、単鎖脂肪酸はNK細胞刺激因子であるIL-12を減少させ、一方では免疫反応を鎮静化するIL-10を増加させるなど抗炎症作用を発揮する。また、食物繊維摂取はCRPを低下させ、全粒穀物摂取は精製炭水化物摂取に比べてCRPやIL-6、TNFαを低下させる。

抗ウイルス効果を有する栄養素も数多く報告されている。その一部を提示すると、亜鉛欠乏にて液性・細胞性免疫が障害され、IL-6、IL-8、TNFαが増加する。とりわけT細胞性機能が低下するといわれる。セレンは単独で呼吸器感染症を予防する。インターフェロンを増加させる一方、selenoproteinsを形成する。セレン欠乏にてcoxsackieウイルスにかかりやすくなる。そして、セレンとコエンザイムQ10の投与で抗炎症効果が現れるという。ビタミンDは日照により活性化するため緯度の高い国々では活性型ビタミンD3の血清濃度が低く、COVID-19感染が多いといわれる。実際、活性型ビタミンD3はCOVID-19重症患者で低く、高度欠乏症ではCOVID-19感染の予後が悪い。ビタミンCは抗酸化作用、抗炎症作用、免疫調整作用をもち、その欠乏症ではCOVID-19感染をはじめ、多くの感染症、とりわけ呼吸器感染症になりやすい。オリゴ糖の仲間であるcyclodextrinは細胞膜に存在するラフトに作用し、ウイルスの侵入を制御すると言われている。

COVID-19に有効性を示すそれぞれのビタミンを多く含有する食物を**表1**に示し、COVID-19に有効性を示すミネラルやサプリメントを多く含有する食物を**表2**に挙げたので参照願いたい[1]。コロナ感染症初期に有用な薬剤の利用が困難な中、こうした食物摂取に注目することは大切であると考える。パブリックメディアはワクチンや、まだ見ぬ治療薬の報道はするが、その場に食事の重要性を語る我が国の感染症専門医がいないのは不思議な気がする。

表1　COVID-19に有効性を示すビタミン含有食物など

ビタミン類	何にふくまれるか
ビタミンA	肝臓、牛肉、家禽、魚油、緑色野菜（ケール、ホウレンソウ、ブロッコリー）、オレンジ、黄色野菜（ニンジン、スイートポテト、カボチャ、ウリ、トマト）、果物（マンゴー、パパイヤ、メロン）、レッドパームオイル
ビタミンB2	牛乳、乳製品、内臓肉、非脂肪肉、卵、魚、緑色野菜、セリアル、穀物
ビタミンB3	肉製品、牛乳、乳製品、魚、マメ、セリアル、穀物
ビタミンB6	肉製品、牛乳、乳製品、ジャガイモなどの野菜、セリアル、穀物、ピーナッツ、大豆
葉酸	野菜、果物、豆類、肉、肝臓、卵、シーフード
ビタミンB12	乳製品、卵、肉、家禽、肝臓、魚、発酵野菜
ビタミンC	新鮮果実（オレンジ、キーウイ、レモン、グレープフルーツ、イチゴ）、生野菜
ビタミンD	日焼け、タラ肝油、青魚、マッシュルーム
ビタミンE	食物油、ヒマワリ実、アーモンド、ピーナッツ、カボチャ、アスパラガス、マンゴー、アボカド

文献11）より

表2　COVID-19に有効性を示すミネラル、サプリメント等含有食物

ミネラル・サプリメント	何に含まれるか
亜鉛	牡蠣、小麦、タニシ、肉類、カニ、シャコ、ホヤ、チーズ、卵、ゴマ、海藻、抹茶
セレン	シーフード、魚、内臓肉、家禽類、卵、乳製品、ナッツ、豆類、全粒粉パン
アントラキノン・エモジン	ルバーブ、イタドリ、スカンポ
クルクミン	ウコン
エキネセア	ムラサキバレンギク（北アメリカ原産の多年草）
ニンニク抽出物	ニンニク
チョウセンニンジン抽出物	チョウセンニンジン
レスベラトロール	ブドウ、赤ワイン、ピーナッツ、ココア、イチゴ
ニコチナマイド	大豆
プロポリス	ミツロウや唾液などのハチが自らの分泌物を混合して生成する物質
クエルセチン	リンゴ、ハチミツ、キイチゴ、タマネギ、アカブドウ、サクランボ、茶の木、シトラスフルーツ、緑色野菜
スルフォラファン	ブロッコリー、芽キャベツ、キャベツ

文献11）より

●参考文献

1) Keflie TS,Biesalski HK.Micronutrients and bioactive substances:Their potential roles in combating COVID-19.Nutrition.84:111103,（2021）.

平 成 の 記 憶

災害が多発した時代

　平成は、災害の多い時代であった。阪神・淡路大震災、東日本大震災、熊本地震等があり、特に東日本大震災では大津波による原子力発電所の被害を含めて多くの人命、土地、家屋等を損失した。さらに噴火、水害等の自然災害に加えて、オウム真理教徒による地下鉄サリン事件の人災もあった。

　科学による天災予測や人間の隠れた行動把握の限界を知った時代であったが、被災地はボランティアによる救援が多く、救援ノウハウと新たな人脈が育った。

1991（平成3）年6月3日
長崎県雲仙・普賢岳で大規模火砕流。死者40人、行方不明3人。

1993（平成5）年7月12日
北海道南西沖地震（M7.8）。死者202人、不明28人

1995（平成7）年1月17日
阪神・淡路大震災（M7.3）。死者6434人、不明3人。

2000（平成12）年7月8日
伊豆諸島・三宅島で雄山が噴火。9月2日、全島民に県外への避難指示。

2004（平成16）年10月23日
新潟県中越地震（M6.8）。死者68人。

2005（平成17）年12月〜2006（平成18）年3月
「平成18年豪雪」。新潟県津南町で416cmの積雪を記録。死者152人。

2007（平成19）年7月16日
新潟県中越沖地震（M6.8）。死者15人。

2011（平成23）年3月11日
東日本大震災（M9.0）。死者1万9563人、不明2539人。最大約40mの津波。

2011（平成23）年9月3日
紀伊水害。台風12号による記録的豪雨で、和歌山、奈良、三重など9県で死者82人、不明16人。

2014（平成26）年8月20日
広島土砂災害。局地的豪雨で土石流など発生。死者77人。

2014（平成26）年9月27日
御嶽山（長野・岐阜県境）噴火。登山客ら58人死亡、5人不明。

2016（平成28）年4月14日
熊本地震（前震、M6.5）。16日にM7.3の本震。死者254人、同年6月の豪雨による「二次災害死」5人。

＊死者は関連死を含む。防災白書、警察庁資料などを基に作成
（資料：2018〔平成30〕年3月14日、読売新聞「平成時代・被災と復興の記憶」）

図1　平成の主な自然災害

災害への対応

東日本大震災被災者の栄養管理

　災害時の被災者への食事は炊き出し等により提供されるが、設備、人手、食材の確保等が困難なために温かく、バランスのとれた給食はむつかしい。

　そこで、日本栄養士会は「災害対策本部」（本部長・会長）を設け、被災県栄養士会（宮城、岩手、福島、茨城）にも各々県本部を設置し、日栄本部には対策本部会議・実行本部の下に「支援活動情報センター」、「支援チーム活動支援センター」を中心として活動している。その状況は2011（平成23）年4月17日の新聞（読売）に紹介されたが、以降、厚労省から「避難所における目標栄養参照量」に係る事務連絡〈下掲〉が関係各地に出され、その関連の新聞（読売）報道もあった。

事 務 連 絡
平成23年4月21日

岩手県、宮城県、福島県、盛岡市、仙台市、郡山市及びいわき市
健康づくり施策主管部局　御中

厚生労働省健康局総務課
生活習慣病対策室

避難所における食事提供の計画・評価のために
当面の目標とする栄養の参照量について

　被災後1ヶ月が経過し、食事量は改善しつつありますが、おにぎりやパンなどの主食が中心で、肉・魚等のたんぱく質や野菜などの副食の摂取は十分ではなく、避難所間での不均衡もみられる状況にあります。
　エネルギー・栄養素摂取不足の影響による栄養不良や体力低下が顕著になってくる時期にあることから、避難所生活の長期化を視野に入れ、必要な栄養量の確保のために安定的に食事提供を行う条件の整備が急務となっています。
　ついては、今般、別紙のとおり、被災後3ヶ月までの当面の目標として、避難所における食事提供の計画・評価のための栄養の参照量を算定しましたので、管理栄養士等行政栄養関係者の関与の下、留意事項を参考に、地域や避難所の実情を十分に考慮し、食事回数や食事量の確保・調整を行い、必要な栄養量の確保に努めていただきますようお願いします。

（別紙）

避難所における食事提供の計画・評価のために
当面の目標とする栄養の参照量

（1歳以上、1人1日当たり）

エネルギー	2,000kcal
たんぱく質	55g
ビタミンB₁	1.1mg
ビタミンB₂	1.2mg
ビタミンC	100mg

※日本人の食事摂取基準（2010年版）で示されているエネルギー及び各栄養素の摂取基準値をもとに、平成17年国勢調査結果で得られた性・年齢階級別の人口構成を用いて加重平均により算出。なお、エネルギーは身体活動レベルⅠ及びⅡの中間値を用いて算出。

（留意事項）
・　本参照量は、避難所における食事提供の計画・評価の目安として示すものであり、被災後3ヶ月までの間における必要な栄養量の確保を目的とし、特にこの段階で不足しやすい栄養素を抽出し、算定を行ったこと。
・　本参照量は、個々人の栄養管理のために使用するものではなく、傷病や妊婦・乳児など栄養管理上個別の配慮を要する場合は、医師・管理栄養士等による専門的な評価が必要なこと。
・　本参照量は、避難所の利用者の身体状況等に特別に配慮するため、弾力的に使用することは差し支えないこと。また、特定の年齢階層に着目して食事提供の計画を行う場合の目安として、別途参考に対象特性別の参照量も示したこと。
・　食事提供の計画に当たっては、食事回数及び食事量の確保とともに、強化米など栄養素添加食品の利用も含め、必要な栄養量の確保に務めること。
・　実際の各個人への食事の分配、提供に当たっては、利用者の性、年齢、身体状況、活動量等を考慮して行うようにすること。
・　食事提供後は、残食量、利用者の喫食状況等を観察・評価し、提供量の調整（増減）を図ることが望ましいこと。
・　今後、さらに食事提供の評価に関する情報の収集等を行いつつ、本参照量について改める必要性等につき検討を行っていく予定であること。

（参考）

	対象特性別（1人1日当たり）			
	幼児 （1～5歳）	成長期Ⅰ （6～14歳）	成長期Ⅱ・成人 （15～69歳）	高齢者 （70歳以上）
エネルギー（kcal）	1,200	1,900	2,100	1,800
たんぱく質（g）	25	45	55	55
ビタミンB₁（mg）	0.6	1.0	1.1	0.9
ビタミンB₂（mg）	0.7	1.1	1.3	1.1
ビタミンC（mg）	45	80	100	100

※日本人の食事摂取基準（2010年版）で示されているエネルギー及び各栄養素の摂取基準値をもとに、該当の年齢区分ごとに、平成17年国勢調査結果で得られた性・年齢階級別の人口構成を用いて加重平均により算出。なお、エネルギーは身体活動レベルⅠ及びⅡの中間値を用いて算出。

国立栄養研究所
2代続きの所長対談

　国立栄養研究所は1920（大正9）年に開設され、初代所長として佐伯矩医博が就任された。以降、所長・理事長は栄養問題に実績のある医学者が就任されている。

　ここに登場した大磯、渡邊の両先生は、私が佐伯矩の厳しい教育を受け、国家公務員として医療・保健分野における第一線と行政分野、および退官後は栄養職能団体、栄養専門職教育機関に従事していることから、常に注視いただいていた。

　そこで、両先生の特別対談に私が対談者として指名され、お話しした内容が掲載された誌面を紹介する。歴史に深く感じ入っている。

掲載内容（引用文献）

対談 1
「Dr.大磯敏雄の健康春秋筆法」
（1996〔平成8〕年1月31日対談取材）

対談 2
「対談　食と健康　第9回
国立健康・栄養研究所 渡邊理事長の温故知新」
（「食生活」誌発刊百年記念）

混迷のなか飽食時代を迎え、いま、国民栄養調査が教えるもの。

餓死者が出たら、それは占領軍の責任だぞ！

● Dr. 大礒敏雄の
健康春秋筆法

ゲスト　原 正俊氏

大礒 敏雄（おおいそ としお）

一九〇八年生まれ。東京都出身。京都帝国大学医学部卒業。厚生省公衆衛生局栄養課長、厚生大臣官房参事官、国立栄養研究所所長を歴任。食糧栄養調査会会長。医学博士。

原 正俊（はら まさとし）

一九三五年生まれ。佐伯栄養学校卒業。国立公衆衛生院正規課程保健指導学科修了。厚生省健康増進栄養課栄養専門官、指導官等を経て社団法人日本栄養士会常務理事・総務部長および財団法人国民栄養協会理事。

大礒　昭和二七年に「栄養改善法」が制定されました。それ以来、国民栄養調査は、その法律のもとに行われることになりましたが、その前身ともいうべき実績は、終戦直後の昭和二〇年十二月から続いています。じつは、私は当時厚生省におりましたから、この戦後第一回目の国民栄養調査には、深いかかわりがあります。若くても懐かしい思い出なんです。

原　大礒先生は、まさに戦後の国民栄養調査の生みの親です。私は厚生省でこれに関係したのは昭和六〇年代になりますけど、大礒先生をはじめ諸先輩の基礎づくりがあってのことでした。

大礒　そんなわけですので、昭和二〇年代の思い出をちょっと紹介させていただきたいんですが、よろしいでしょうか。

原　ぜひお聞きしたいです。当時の関係者も少なくなってしまいましたし、今では伝説になっているGHQとのやりとりなど、大礒先生が先頭に立たれたんですものね。

大礒　終戦直後の日本、とりわけ東京や大阪などの都市部は完全な飢餓の状態でした。とくに幼児やお年寄りの栄養事情は危機的なものだったのです。そこで私たちはGHQに陳情したんですよ。

原　そのときの大礒先生の啖呵が、その後の語り草になっていますね。

大礒　私も若かったですからね。GHQの担当将校はコレット少佐という人でした。私は彼に「このままでは東京や大阪で飢餓者が出るぞ。もし、そんなことになったらアメリカの責任だぞ」って迫りました。だってそうでしょう。日本政府はもちろん、当時の農林省も大蔵省も手を出せないんです。日本を占領したアメリカの責任でもあるわけですよ。

原　理屈はそうですが、敗戦国の役人としては、すごいタンカのきり方でしたね。

大礒　なにがなんでも救援物資を手に入れたいっていう一念だったんですよ。

原　で、コレット少佐はどう答えたんですか。

大礒　彼は話のわかる男でした。私の要求を黙って聞いてくれましたし、「事情はよくわかった。しかし本国政府を動かすのに具体的な資料が必要だから、大至急、日本人の栄養調査を行って、データとして要求を出せ」というんです。それが国民栄養調査発足のいきさつですよ。

原　資料により要求をと、GHQから日本政府に栄養調査の命令が出されたのは昭和二〇年十一月ですが、これが行われたのは昭和二〇年十二月ですね。

大礒　そうなんです。覚書という形で発令されていますけど、十二月二十日までに提出しろっていうんです。

原　あの、どこかにそれを提出しろっていうんですか。

大礒　その後もGHQとはいろいろ掛け合いましたけど、やるとなったらそこからは早い。それがアメリカ流です。もっとも栄養調査の結果を十二月二十日までに、というのは、コレット少佐がクリスマス休暇で帰国するんですね。で、その段取りにクリスマス休暇を計算に入れたスケジュールですから、こっちの重さをむこうの軽さ、これはいまだからこそ笑い話ですね。きっと資料を持って帰ったからっていう段取りになってしまうんです。

原　こちらにしてみれば生きるか死ぬかのせっぱつまった資料づくりなんだけど、アメリカさんはクリスマス休暇を計算に入れたスケジュールですか、こっちの重さをむこうの軽さというか、これはいまだからこそ笑い話ですね。

大礒　そうそう。で、私たちはとにかく大急ぎで調査を始めました。人手が足りませんから、都のほうにもお願いして栄養士さん、医師、都内の保健所の職員など三百人ほどを集めまして、都の焼け跡、六千

世帯、三万人を対象にやったんです。

原　都民の協力はいかがだったのですか。

大礒　それはもう協力的でした。私たちもこの調査の結果、次第でアメリカから食糧援助が来るんだからって説明しましたけど、みなさん、よく理解してくださいまして。身体検査なんか、それこそボロボロのみすぼらしい格好しているわけですが、誰一人として恥ずかしがる人なんかいませんでした。調査にあたったスタッフも嫌な顔を見せるような者などありませんでした。

原　それにしても、そんな短期間に三万人ものデータを集計するという作業も大変でした。ね。

大礒　みんな不眠不休でしたね。雑炊をすすりながら徹夜ですね。とくに女性職員は夜間は危険ということもあって泊まり込みで働いていただいたんです。計算もタイガー計算機をやりながら手で作ったんです。ガチャ、ガチャって。

原　で、なんとか間に合わせて提出されたわけですが、その後の反応はどうでしたか。

大礒　資料はコレット少佐がアメリカに持って帰りました。ところがその年は世界的な穀物不況の最中だったこともありまして、アメリカ政府としては、ヨーロッパを助けなければなりませんし、昨日まで戦争やってた憎くき日本なんかどうでもいいって意見もあったそうなんです。それでも、GHQ司令官のサム大将という責任者がいたのですが、この人が在日米軍の携帯食を融通してくれたんです。最終的にはアメリカ議会で対日食料援助が認められましたけど、第一回目の援助物資が届いたのは昭和二十一年の六月でした。その間、サム大将が駐留軍の食糧を分けてくださった。献身的な努力に支えられました。

原　最初に届いた援助物資は何だったんですか。

大礒　例の脱脂粉乳と、それからデントコーンといって、それも石みたいに堅いトウモロコシでね、トンカチで叩いても割れないくらい。試食しようにもどうやって食

べれ、これはいいんだか手に負えないんです。そしたら、こっちの私の部下に頭のいい男がいましてね。一方でこうぶっ粉々にして、それからこうやって煮るんです。これでなんとかドロドロになりました。ここに塩味をつけて、雑炊に混ぜたりして食べたんです。

原　川口の鋳物工場がひと儲けしたっていうエピソードが、その方方ですね。

大礒　デントコーンを東京と周辺の市町村に送ることになったんですが、ぶつ砕くための道具として方方をツットしたんです。それを川口市の鋳物工場に発注したわけです。あそこは軍需物資を作っていた工場が多かったのですが、空襲と敗戦で悲惨な状態だったんです。喜んで方方を作ってくれましたよ。

原　まあ、今では考えられない時代の背景をね。私なども脱脂粉乳とデントコーンに命がつながった世代ですが、私が国民栄養調査、行政に関与したこと

いうのも、なにかの縁です。

国民栄養調査にみる 栄養行政の舵取り

大礒　国民栄養調査は、スタートを戦後の飢餓対策という歴史を持つ一面もありますが、三〇年代、四〇年代、五〇年代と日本の食糧事情が好転し、同時に食生活の変化やライフスタイルも大きく変わっていきました。そんな中で、原さんが担当された六〇年代以後となりますと、栄養行政はイコール成人病対策とか、間違ったダイエットへの警鐘とか、あるいは年代別・地域別などでの栄養教育の見直しとか、新しい使命が期待されるようになりました。この先頃まで担当されていた原さんのご感想はいかがでしょう。

原　日本人の食生活について、栄養事情ということでは、昭和三九年の東京オリンピックから四五年の大阪万博、あのあたりがターニングポイントでしょう。それから四五年に初めて六十歳以上の人が人口の七%を超えた、いわゆる高齢化社会の到来、これも大きなポイントといえます。今や栄養行政は、日本人のライフスタイル、食生活の変化や高齢化を抜きには語れません。そのために生きた指標となるものが国民栄養調査でしょう。

大礒　私が行った二〇年代の調査結果を見て、私自身もショックだったのは、とくに十代の男子の体格は栄養状態なんです。一気に四〇年前のレベルに戻っちゃってるんですよ。これを回復するには同じく四〇年はかかると思いました。案の定、回復したのは昭和五〇年代から六〇年代ですもんね。そしたら今度は、飽食の時代の栄養問題というものが浮上してきたというわけです。

原　現在、日本人の体格ですが栄養状態は、平均的には良好な数字にはなっています。しかし、これが数字のマジックでしてね、極端なダイエットの痩身者が相当数いたとしても、平均値としてはよさそうなことになってしまうんですね。

大礒　そうね。だから平均値といっても、注意しないといけないのはこれだけの上下の中での平均なのかということですね。この幅が大きいとしたら、とても良好なんてことはいえない。まさに現代は、その危険をはらんでいるのではありませんか。

原　それから栄養状態は個人の問題として捉えなければなりませんが、従来のデータの取り方が必要でもそうではありませんでした。これは平成七年の調査から改善していますが、これで行政の的を絞った方法で行えるようになるでしょう。

大礒　調査項目に血液検査や運動量などを取り入れるようになったのは平成元年からですね。

原　あれは私の自慢の一つです。コレステロールの問題や、運動と健康との関係も栄養行政の大きな課題になってきていますから、こうしたデータは欠かせないのです。

大礒　国民栄養調査も五〇年の歴史を刻んでいます。連続して五〇年間、こうしたデータを取っているのは世界でも日本だけでしょう。すばらしいことです。

原　それは日本人の識字率の高さや教育レベルの高さの結果です。それこそ誇りです。

大礒　栄養という観点から国民の健康を守っていく、行政の責任は重大です。そのための指標であり成果である国民栄養調査が、食文化興隆の側面にまで踏み込んで、世界に向けて情報発信するところまで発展する日もそう遠くはないと信じています。

原　私も厚生省を退官して、振り返っていい仕事をさせていただけたと満足しています。大礒先生が開拓した道を、こともなかりしと耕やすことができた喜びでいっぱいです。

（当日は大礒先生が生まれて初めて抜歯をされた日、口唇が未だジンジンとしていると云われた）のが印象的でした。　　（原）

（H8・1・31）

「食生活」誌発刊百年記念
対談 食と健康 第9回
国立健康・栄養研究所 渡邊理事長の

温故知新

お相手
(社)日本栄養士会前専務理事 原 正俊

PROFILE
はら・まさとし
1935年、長野県生まれ。1956年佐伯栄養学校卒業。57年国立公衆衛生院保健栄養指導学科修了。同年国立療養所清風園(現・国立南横浜病院)に栄養士として勤務。63年以降、厚生省の地方医務局、本省の栄養専門官として「病院における栄養所要量」の設定、「病院給食の内容改善」などに携わる。89年に厚生省の初代栄養指導官に就任し、第4次・5次栄養所要量改定・第2次国民健康づくりなどを担当。94年厚生省退官。現在日本栄養士連盟常任幹事を務める。医学博士。女子栄養大学客員教授を務める。

栄養士の誕生と地位確立に奔走した佐伯先生と大礒先生

渡邊 原先生は、日本の栄養史を語るうえか せない佐伯矩先生と大礒敏雄先生を直接ご存知と いうことで、今回はそれぞれの人像からおうかが いしたいと思います。

原 佐伯先生「栄養学と栄養士の生みの親」と いうべき人。大正3年に世界初の「栄養研究所」 を創設し、栄養学を学問として体系づけたことは みなさんもご存知のとおりです。大正9年には国 立栄養研究所が開設され、初代所長に就任。その 後大正13年に世界初の栄養士の養成校として「佐 伯栄養学校」を開校しました。私が入学したのは 昭和29年度の30期生。当時は長女の芳子先生が校 長で、佐伯先生は毎週月曜日の午前中だけ講義をさ れていました。

渡邊 先生は講義のとき、どんな様子でした か?

原 講義のときは、いつも袴姿でした。科目は「道 義」で、先生はそのなかで人間はどう生きるべき かということから、栄養の大切さについて幅広く 貴重なお話をしてくださいました。

渡邊 学校は全寮制で、食事もみんなでつくった と聞いていますが……。

原 佐伯先生の考え方の一つに、「毎回食完全」 というのがあり、寮ではそれを実践していました。 当番制で、メニュー、買い物から食事づくりまで を行ない、まさに集団給食の基礎練習です。その ときの経験がその後社会に出てからでもたために なりましたね。

渡邊 佐伯先生ご自身は、どんな生活をされてい たんですか?

原 ちょうど私の住んでいる近くのすぐ隣に住んで いらっしゃいましたが、質素なお部屋で書物を読ん だりして暮らし、決して派手なところはなかった です。食事は三年生男子学生2人が定められてい で、365日3食、先生の食事をつくっていまし た。その内容は粗食ですが、バランスのとれたも のでした。私もときどき飛び入りでつくりましたが、 「うーん、なかなかよくできている」とその場 その場で評価をしてくださいましたね。

渡邊 佐伯先生と大礒先生はどのようなつなが りがあったんですか。

原 大礒先生が京都大学医学部にいたときに、佐 伯先生が研究員として在籍していて教えを受けた ようです。その後大礒先生は厚生省に入省。終戦 後にアメリカから食糧援助を得るため何度もGH Qを訪れ、都民を対象とした栄養調査や身体状況 調査を実施し、そのデータを提出してもらうやく 食糧援助を受けることができるようになったので す。そのときのGHQの栄養担当が大佐という人 の方で、アメリカにいるときに訪米した佐伯先生 の講演を聞いておられ、日本の栄養問題について の意見を交換するため佐伯先生の自宅を訪れたこ とがあります。そのとき大礒先生も同席された

記念写真も残っています。

渡邊　原先生と大礒先生はどういうご関係ですか？

原 先生　先生が昭和36年頃に厚生省公衆衛生局の栄養課長をされている時から、何かと目をかけていただきました。大礒先生は、ひとことでいえば「戦後の栄養行政の立役者」。栄養士規則や栄養士法を整備し、栄養改善法の基礎をつくられました。その法は平成15年より健康増進法として施行されていますが、今日にも通用する素晴らしい内容はそのまま引き継がれています。大礒先生からは法律・制度改正等であることに叱激のお電話をいただきました。栄養士に関しては、37年に管理栄養士制度ができ、60年の改正で当時増えてきた成人病を予防するため、管理栄養士を62年度より国家試験にすることが決まりました。栄養士の社会的役割が、徐々に期待されるようになってきたわけです。

渡邊　62年の第1回の国家試験は原先生が担当されたんですよね。そのお立場から、これからの管理栄養士や栄養士に期待することは何でしょう？

原 先生　平成14年4月からは改正栄養士法が施行され、栄養士の業務がこれまでの食品や調理の現場管理から栄養管理に大きくシフトしました。法的にも管理栄養士・栄養士の存在意義が確立されたわけですが、本当の正念場はこれからです。かって佐伯先生は私に「どうして栄養士をつくったかわかるか？」と聞かれたことがあります。その答えとして「これまで私はさまざまな栄養の研究をしてきたが、研究のための研究だめなんだ。その実践のためには、医者や薬剤師ではなく、栄養士が絶対に必要なんだ」とおっしゃいました。

今年は佐伯先生の"生誕130年"。国民の健康のため栄養士養成に尽力された佐伯先生の志に報いるためにも管理栄養士・栄養士はこれからますます研鑽を積み、専門職としての力量を発揮していっていただきたいと思います。

渡邊昌：1965年慶應義塾大学医学部卒業。医学博士。大学院修了後、国立がんセンター疫学部長、東京農業大学教授等を経て2005年4月より現職。93年WHO記念メダル、95年日本医師会医学賞、01年日本疫学会功労賞受賞。おもな著書に『糖尿病は薬なしで治せる』（角川書店）、『薬なし食事と運動で糖尿病を治す』（講談社）、『病理学テキスト』（文光堂）などがある。写真〈3〉右

大礒先生米寿にて万里の長城に立つ（現在93歳）写真〈2〉

昭和20年栄養学者のくう大佐がスタンフォード大学で佐伯先生の講演を聴いたことから日本の栄養問題について意見交換に佐伯先生の私宅を訪問されたときの写真（左から佐伯矩先生、くう大佐、大礒先生…佐伯芳子著『栄養学者 佐伯矩伝』玄同社より）写真〈1〉

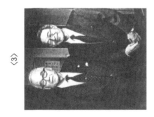
〈1〉

〈2〉

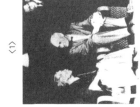
〈3〉

コラム

人を動かす格言・金言

　「食事」「食育」は、ヒトが心身の健康を確保し、生活の質を高めて生涯にわたって生き生きと暮らすための必要事項である。そのために、ヒト（法に定められた専門職・栄養士・管理栄養士ら）が、ヒト（国民）に対して指導・管理を実践して現状の改善に努めることが規定されている。それが「診療報酬」であり「食育基本法」である。

　改善することは、対象者の行動変容によって良い結果を出すことであるが、ヒトを対象とするため簡単なことではない。「ヒトは知性や知識では動かず、感情や情動で動く」傾向が大きいからだ。聞いただけで納得するヒトは数少ない。そこで、そのような課題に対処するための格言（金言）として、山本五十六*の4つの秘訣が入った言葉がある。

　"やってみせ、言って聞かせて、させてみて、ほめてやらねば人は動かじ"

　この言葉は、私が座右の銘とし信条としていることから、大学授業（女子栄養大学客員教授16年間等）の1時間目の教材として用いた実績がある。

〔教授要旨〕

　食は生命の根源である。人体を構成している60兆個の細胞は、食の栄養源によって養われ、生命を維持し、種の保存によって地球の滅亡は防がれている。体内で重要な働きをするタンパク質は、20種類のアミノ酸の組み合わせ（成人19種類）でできている。

　世界的に著名な医学者・佐伯矩（さいき　ただす）博士は、大正時代末期に栄養の総合的研究を究めて栄養学を確立し、研究成果を国民の生命維持のために有効に生かす役割を果たすための「栄養士」の必要性を強く感じ、世界初の養成校・佐伯栄養学校を東京の地に創設した。

　国は、昭和20年に「栄養士規則」を、昭和22年に「栄養士法」（現在は管理栄養士を含む）を制定し、栄養士とは栄養指導を業とする者、と規定した。

　栄養指導は、国民を対象として個々人の需要に応じた栄養源としての食事を中心とした指導である。したがって格言に当てはめると、食物を料理することができなければ、人前でやって見せることもできなければ、言って聞かせることもできず、作らせた料理の出来栄えを正当に評価してほめることもできず、結果的に人を動かすことができないことから、指導者としては能力不足で不適格ということになる、との尊い教えである。

　料理も十分にできない栄養士・管理栄養士の養成が問題とされているが、本学ではそのような世間において恥ずかしい資格者は養成していない。

---

*山本五十六（やまもと・いそろく、1884〜1943年）：新潟県長岡市出身。海軍大将。太平洋戦争では連合艦隊司令長官、ハワイ真珠湾攻撃の研究指揮。

資料

健康・栄養・食関係語の誕生史

1832(天保3)年　　宇多川榛斎「名物考」で「健旺、健運、壮健」を使う[1]

1836(天保7)年　　高野長英「漢洋内景説」で「健康」と「健行」という語を使う[1]

1837(天保8)年　　緒方洪庵「遠西原病約論」で「健康」を使う(未公刊)[1]

1849(嘉永2)年　　緒方洪庵「健康」を使った「病学通論」を公刊する[1]

1860(万延元)年　　福沢諭吉、healthを「精神」と訳した「増訂華英通語」を刊行する[1]

1866(慶応2)年　　福沢諭吉「西洋事情初編」で「健康」という語を使う[1]

1869(明治2)年　　福沢諭吉「西洋事情外編」でhealthを「健康」と訳す[1]

1874(明治7)年　　福沢諭吉「学問のすゝめ」で「健康」という語を使う[1]

1878(明治11)年　　福沢諭吉「通俗民権論」で積極的な健康概念を示す[1]

1881(明治14)年　　福沢諭吉「時事小言」で体格、体力の向上を促す[1]

1882(明治15)年　　松山棟庵「初学人身窮理」で健なるを「健康」に改める[1]

1885(明治18)年　　森有礼、初代文部大臣となり、兵式体操を始める[1]

1888(明治21)年　　「学校生徒の活力検査に関する訓令」[1]

1890(明治23)年　　「教育勅語」公布、「運動会」と就学率の増加[1]

1896(明治29)年　　石塚左玄が「化学的食養長寿論」の中で「食育」を使う[2]

1903(明治36)年　　村井弦斎が「食道楽」(報知新聞連載小説)で「食育」を使う[2]

1918(大正7)年　　佐伯矩が「營養」を「榮養」に表記統一することを文部大臣に建言し改訂された[3]

　　　　　　　　　　＊専門用語新表現熟語考案：偏食、偏嗜、栄養食、完全食、栄養効率、栄養指導

1989(平成元)年5月　小泉純一郎厚労大臣は「食育時代の食を考える懇談会」を8月までに4回開催

　　　　　　　　　　＊なお、1997(平成9)年1月～3月に3回「21世紀の栄養・食生活のあり方検討会」
　　　　　　　　　　を実施しており、合計では7回となる[4]

2005(平成17)年6月17日　小泉純一郎内閣総理大臣は、自らが主導して「食育基本法」を制定
　　　　　　　　　　し、7月15日から施行[5]

●参考文献　(1918年以降は編著者追記)

1)「健康」の日本史、平凡社新書068、2000(平成12)年12月13日、北澤一郎

2)食育のススメ、文春新書612、2007(平成19)年12月20日　黒岩比佐子

3)佐伯栄養専門学校所蔵・佐伯矩伝

4)食育時代の食を考える、1993(平成5)年11月20日、原正俊(厚労省栄養指導官)・砂田登志子(食
　生活・健康ジャーナリスト)共著、中央法規出版株式会社

5)内閣資料

末筆の記
目の不自由な方の会の国会議事堂見学と集合写真

　本書について、数ある生涯録の内容選定を出版社にお願いしてまとまりがついた。

　人間は、あれもこれもと欲張りで、貴重な忘れ物はないかを確認している中に、「目に障害のある方による会の国会議事堂見学と集合写真」の件があった。厚労省の人間として「たいへんなことをしてしまった」と、最後に一項設けていただいた。

　それは、本書で中心的な内容にもなっている小泉純一郎議員の、生涯秘書・飯島勲氏との会話によるもので、常に心に大切にしているものである。

　「目が不自由な方たちの国会議事堂見学の際は、まず厚紙で国会議事堂の模型を作り、手で触って確認していただいた。手先の器用な方が多く、すぐに理解していただけた。集合写真については、全景の情景と前後左右に誰が写っているかを説明し、わかっていただいた。家に帰って報告する方は、再度、説明を受ければ確かになると思った」

　たいへん貴重な内容であり、さすが、心ある人の対応であると感銘を受けた。総理大臣の秘書官までお勤めされた方の裁量である。

　小泉、大谷、飯島氏ら観音菩薩的心の支えにより完成した私のライフワークの総決算は満貫である。

〈注〉目の不自由な方の会関連記事（P96上段）参照
　　　編著者の自分誌『小島に春』・「船がもたらす心のきずな」

栄養士法改正等でお世話になった
安倍元首相への追悼

　本書に関連する、管理栄養士を大臣の免許制にすることでお骨折りいただいた安倍晋三元首相が2022（令和4）年7月8日午前11時半頃、2日後投開票であった参議院選挙の選挙応援演説中、奈良市の近鉄大和西大寺駅周辺で撃たれ心肺停止状態となった。奈良県立医科大学附属病院に救急搬送されたが、同日午後5時3分に死亡が確認された。死因は失血死とみられている。犯人は、41歳の男性で職業不詳の元海上自衛隊員であり、その場で逮捕された。

　民主主義への愚劣な蛮行で許せないこと故、本書最終校正中ながら、故人を忍び慎んでのご報告とさせていただく。

　安倍元首相は、私とは20歳違いで、戦争を知らない世代である。

　戦後の新憲法下に制定された栄養士法の中に定められた管理栄養士については、複雑困難な保健医療・福祉・教育等、高度な業務が義務づけられていながら、長年に亘って都道府県知事免許のままであった。今日、すべての職業について、欧米先進国を中心に時代に即した進展がみられている。そこでわが国においても日本栄養士会、国会議員連盟、厚生労働省が前向きな検討を展開し、法律改正の動きとなった。

　私は厚生労働省を1993（平成5）年に定年退職し、本件を中心に諸課題が山積していることから、職能集団としての日本栄養士会の理事選挙に立候補し、選任されて専務理事までを務めた。本格的に業務に取り組み、安倍元首相には若き自民党社会部会長時代から大変お世話になった。

　まず、結論の早さに驚かされた。

　法改正運動が開始された時、議員、日本栄養士会会員が集合した大会場で安倍社会部会長は開口一番、大声で宣言された。

　"資格は大臣免許でないと国民は信用しない"

　全員の賛同を得て活動を開始し、目的は実現された（詳しい経過等は関係事項参照）。

安倍元首相は若いころから常にさわやかで、お会いする度、"原さん、何時も一緒ですね"とお声がけいただいた。志気を高める天才と思った。

　今はよき思い出のみとなり残念至極である。

　安倍元首相の国会議員としての成長については、小泉・飯島両氏が常に気遣いされていた。北朝鮮への同行もあった。

　首から3本の携帯電話は飯島さんの国会でのトレードマークであった。ある時、飯島さんから、今電話しておいたからと言われたので、安倍事務所の方との面談になると思い急いで訪問すると、安倍元首相ご本人であったこともあった。人生の儚さを深く思い、衷心よりご冥福をお祈りする。

合掌。

おわりに

　本書は、厚生労働省栄養指導室をはじめとした関係者の助言と、日本医療企画の協力出版により完成されたものである。生涯体験の中で、栄養の祖・佐伯矩の教育を受け国家公務員となり、尊い中央行政機関・厚労省での実績関連を顧みると、私にとっては甚だ畏れ多いことであり、幸せに恵まれた運命だったと思っている。

　すなわち、その運命は2022（令和4）年5月15日に本土復帰50年を迎えた「沖縄復帰」の年"1972（昭和47）年"に開かれた。
　その年の出来事は、
　ア．小泉純一郎衆議院議員、初当選（厚労大臣等、総理大臣歴任後、引退）。議員生涯秘書官として飯島 勲氏就任。飯島氏は、小泉議員引退以降、継続して現内閣参与。私と同郷、信州の賢人。小泉議員初当選の時には、大谷課長担当で清瀬の国立東京病院のOT（作業療法士）、PT（理学療法士）関係予算について飯島秘書を通じてお願いをした覚えがある。
　イ．大谷藤郎、厚労省国立療養所課長就任。後に審議官、局長等歴任。
　ウ．編著者・原正俊、大谷課長の下に栄養専門官として配属。国立病院の第一線を体験した後、厚労省国立病院療養所中間管理機関である関東信越地方医務局体験者として就任した。早速、激務開始。

　当時の私の活動の主たるものは、以下の通りである。
　①沖縄復帰により国立療養所4施設（結核、精神、らい〔本島1、宮古島1〕）が増加したことによる患者食についての食糧費、栄養管理等の指導（後日、現地研修会を実施）。
　②オイルショック前兆による物価上昇に伴う患者食糧費と患者食内容改善等に関する国家対策および治療の一環としての病院食の充実について、省内調整と財務省交渉。
　③結核患者減少に伴う空床対策等、各施設マスタープランの策定に伴う協議等。
　以降、業務は医療中心から、国民健康づくり部門に異動し、健康増進栄養課平成元年度国家予算において「栄養指導官」ポストが新設され、小泉厚労大臣から、1989（平成元）年5月29日、小職が拝受した（国家予算成立は、消費税初導入等で5月28日）。
　以上の職位により、上司の命による職務と自らの職責を遂行することで実績を残すことができ、歴史的にその時代の業績として記録に止めることができた。

　今日の栄養行政は、厚労省を核として先導され、関係省庁の役割分担も整理され、職能

団体等も協力的に推進していることは大きい。

　栄養問題と関係の深い2021年の日本人の平均寿命について、2022年7月29日、厚労省簡易生命表で発表になり、女性が0.14歳、男性が0.09歳前年を下回った。
　この現象は東日本大震災以来10年ぶりで、新型コロナウイルス流行の影響とみられている。

〈参考〉
国別・性別世界長寿順位（歳）

	1	2	3
女性	日本 87.57	韓国 86.5	シンガポール 85.9
男性	スイス 81.6	ノルウェー 81.59	日本 81.47

　「東京栄養サミット」は、大きな教訓を残し成功した。2015年に国連で採択された国際目標である"SDGs（持続可能な開発目標）"が定着し、にわかに進展している。日本栄養士会では2022年7月8日〜8月7日に全国栄養士大会・オンラインを実施し、農水省の「食育白書」では「食と環境の調和」を取り上げた。消費者庁では「栄養成分表示の普及啓発強化」を行い、厚労省では管理栄養士のいのちである「診療報酬改定」に大きな進展を見た。担当者（管理栄養士）は、改定にあたって現場の管理栄養士から非常に多くの資料等をいただき歴史的な改定ができた、と話していた。行政は、関係者の協力によって良い国づくりができるという証左で、重要なのはあくまでも人である。
　2022年8月19日（金）〜21日（日）にはパシフィコ横浜で「第8回アジア栄養士会議（ACD2022）」が開催される。日本栄養士会にとって、栄養サミットに続く大イベントである。約1000名の参加による盛会と成果を祈る。

[編著者 略歴]

原　正俊　（はら・まさとし）

元厚労省栄養指導官（初代）
公益社団法人日本栄養士会参与
管理栄養士（RD）、医学博士（PhD）

学歴

1954（昭和29）年	長野県立飯田高校卒業
1956（昭和31）年	佐伯栄養学校卒業（30期生）
1957（昭和32）年	国立公衆衛生院正規過程保健指導学科修了（1期生）
1995（平成7）年5月1日	東邦大学医学部大学院医学研究科特別研究生（至2000年4月）、豊川裕之教授定年退職
1999（平成11）年7月1日	昭和大学医学部大学院医学研究科特別研究生（至2003年11月27日）、学位記授与・博士（医学）乙

職歴

1957（昭和32）年	国立療養所浩風園（南横浜病院）
1963（昭和38）年	厚労省関東信越地方医務局栄養業務担当官
1972（昭和47）年	厚労省国立病院課国立療養所課栄養専門官
1987（昭和62）年	厚労省健康増進栄養課栄養専門官
1989（平成元）年	厚労省健康増進栄養課栄養指導官（新設・初代）
1994（平成6年）	厚労省定年退職　＊右図参照
	社団法人日本栄養士会常勤参与・理事立候補選挙常務理事・総務部長
2000（平成12）年	社団法人栄養士会専務理事
2006（平成18）年	社団法人栄養士会退職
2007（平成19）年	HDS保健・食育指導センターセンター長
2008（平成20）年	HDS保健・食育指導センター退職
2008（平成20）年	学校法人華学園華学園栄養専門学校学校長
2016（平成28）年	学校法人華学園華学園栄養専門学校退職

教職歴

女子栄養大学 客員教授	16年
東邦大学医学部 客員講師	1年
和洋女子大学 講師	4年
神奈川県立栄養短期大学（現県立保健福祉大学）講師	8年
秋田聖霊女子短期大学 講師	10年
栄養食糧学院 客員教授	13年
二葉栄養専門学校 講師	4年
都立立川短期大学 講師	1年
華学園栄養専門学校 学校長	8年

叙勲

瑞宝雙光章	2008（平成20）年11月3日

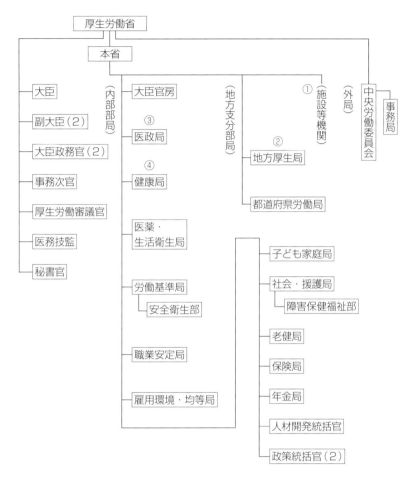

私が国家公務員として栄養業務の役割を果たしたのは、組織図①1957（昭和32）年～②1963（昭和38）年～③1972（昭和47）年～④1987（昭和62）年～1994（平成6）年の37年間である。

（出典：『ガイドブック厚生労働省』）

厚生労働省組織と在籍表

日本における栄養社会史
栄養は人を育て国を造る、国が育てば持続可能な世界は造られる

2022年9月23日　第1版第1刷発行

編　著　者	原　正俊
発　行　者	林　諄
発　行　所	株式会社 日本医療企画
	〒104-0032　東京都中央区八丁堀3-20-5　S-GATE八丁堀
	TEL　03-3553-2861（代）
	http://www.jmp.co.jp
印　刷　所	図書印刷株式会社